METODOLOGIE RIABILITATIVE IN LOGOPEDIA • VOL. 15

Collana a cura di
Carlo Caltagirone
Carmela Razzano
Fondazione Santa Lucia, IRCCS, Roma

Maria Donata Orfei • Carlo Caltagirone • Gianfranco Spalletta

I disturbi della consapevolezza nelle malattie neuropsichiatriche

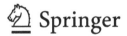

Springer

MARIA DONATA ORFEI
Psicologa
Fondazione Santa Lucia, IRCCS
Roma

CARLO CALTAGIRONE
Neurologo, Psichiatra
Professore Ordinario di Neurologia
Università "Tor Vergata", Roma
Direttore Scientifico
Fondazione Santa Lucia, IRCCS
Roma

GIANFRANCO SPALLETTA
Psichiatra
Professore a contratto di Psichiatria
Università "Tor Vergata", Roma
Direttore Laboratorio di Neuropsichiatria
Fondazione Santa Lucia, IRCCS
Roma

ISBN 978-88-470-0656-0

Springer-Verlag fa parte di Springer Science+Business Media
springer.com
© Springer-Verlag Italia 2007

Progetto grafico della copertina: Simona Colombo, Milano
Impaginazione: Graficando snc, Milano

Springer-Verlag Italia s.r.l., via Decembrio 28, I-20137 Milano

Prefazione alla collana

Nell'ultimo decennio gli operatori della riabilitazione cognitiva hanno potuto constatare come l'intensificarsi degli studi e delle attività di ricerca abbiano portato a nuove ed importanti acquisizioni. Ciò ha offerto la possibilità di adottare tecniche riabilitative sempre più efficaci, idonee e mirate.

L'idea di questa collana è nata dalla constatazione che, nella massa di testi che si sono scritti sulla materia, raramente sono stati pubblicati testi con il taglio del "manuale": chiare indicazioni, facile consultazione ed anche un contributo nella fase di pianificazione del progetto e nella realizzazione del programma riabilitativo.

La collana che qui presentiamo nasce con l'ambizione di rispondere a queste esigenze ed è diretta specificamente agli operatori logopedisti, ma si rivolge naturalmente a tutte le figure professionali componenti l'équipe riabilitativa: neurologi, neuropsicologi, psicologi, foniatri, fisioterapisti, insegnanti, ecc.

La spinta decisiva a realizzare questa collana è venuta dalla pluriennale esperienza didattica nelle Scuole di Formazione del Logopedista, istituite presso la Fondazione Santa Lucia - IRCCS di Roma. Soltanto raramente è stato possibile indicare o fornire agli allievi libri di testo contenenti gli insegnamenti sulle materie professionali, e questo sia a livello teorico che pratico.

Tutti gli autori presenti in questa raccolta hanno all'attivo anni di impegno didattico nell'insegnamento delle metodologie riabilitative per l'età evolutiva, adulta e geriatrica. Alcuni di essi hanno offerto anche un notevole contributo nelle più recenti sperimentazioni nel campo della valutazione e del trattamento dei deficit comunicativi. Nell'aderire a questo progetto editoriale essi non pretendono di poter colmare totalmente la lacuna, ma intendono soprattutto descrivere le metodologie riabilitative da essi attualmente praticate e i contenuti teorici del loro insegnamento.

I volumi che in questa collana sono specificamente dedicati alle metodologie e che, come si è detto, vogliono essere strumento di consultazione e di lavoro, conterranno soltanto brevi cenni teorici introduttivi sull'argomento: lo spazio più ampio verrà riservato alle proposte operative, fino all'indicazione degli "esercizi" da eseguire nelle sedute di terapia.

Gli argomenti che la collana intende trattare vanno dai disturbi del linguaggio e dell'apprendimento dell'età evolutiva, all'afasia, alle disartrie, alle aprassie, ai disturbi percettivi, ai deficit attentivi e della memoria, ai disturbi comportamentali delle sindromi postcomatose, alle patologie foniatriche, alle ipoacusie, alla balbuzie, ai disturbi del calcolo, senza escludere la possibilità di poter trattare patologie meno frequenti (v. alcune forme di agnosia).

Anche la veste tipografica è stata ideata per rispondere agli scopi precedentemente menzionati; sono quindi previsti in ogni volume illustrazioni, tabelle riassuntive, ed elenchi di materiale terapeutico che si alterneranno alla trattazione, in modo da semplificare la lettura e la consultazione.

Nella preparazione di questi volumi si è coltivata la speranza di essere utili anche a quella parte di pubblico interessata al problema, ma che non è costituita da operatori professionali e da specialisti.

Con ciò ci riferiamo ai familiari dei nostri pazienti e agli addetti all'assistenza che spesso fanno richiesta di poter approfondire attraverso delle letture la conoscenza del problema, anche per poter contribuire più efficacemente alla riuscita del progetto riabilitativo.

Roma, giugno 2000

Dopo la pubblicazione dei primi nove volumi di questa collana, si avverte l'esigenza di far conoscere quali sono state le motivazioni alla base della selezione dei lavori fin qui pubblicati.

Senza discostarsi dall'obbiettivo fissato in partenza, si è capito che diventava necessario ampliare gli argomenti che riguardano il vasto campo della neuropsicologia senza però precludersi la possibilità di inserire pubblicazioni riguardanti altri ambiti riabilitativi non necessariamente connessi all'area neuropsicologica.

I volumi vengono indirizzati sempre agli operatori, che a qualunque titolo operano nella riabilitazione, ma è necessario soddisfare anche le esigenze di chi è ancora in fase di formazione all'interno dei corsi di laurea specifici del campo sanitario-riabilitativo.

Per questo motivo si è deciso di non escludere dalla collana quelle opere il cui contenuto contribuisca comunque alla formazione più ampia e completa del riabilitatore, anche sotto il profilo eminentemente teorico.

Ciò che continuerà ad ispirare la scelta dei contenuti di questa collana sarà sempre il voler dare un contributo alla realizzazione del programma riabilitativo più idoneo che consenta il massimo recupero funzionale della persona presa in carico.

Roma, aprile 2004

C. Caltagirone
C. Razzano
Fondazione Santa Lucia
Istituto di Ricovero e Cura a Carattere Scientifico

Prefazione al volume

I disturbi della consapevolezza di malattia nelle diverse condizioni neuropsichiatriche stanno ricevendo un'attenzione crescente sia nell'ambito clinico che in quello della ricerca. Ciò è dovuto ad una sempre più chiara presa di coscienza del ruolo da essi giocato nella riabilitazione e nella compliance al trattamento. Infatti, un disconoscimento da parte del paziente del proprio deficit, sia esso motorio, sensoriale, cognitivo o affettivo, può portare il soggetto a non collaborare attivamente con i medici e quindi a non impegnarsi adeguatamente nella terapia riabilitativa o nel trattamento farmacologico. In altre parole, tali disturbi possono compromettere in maniera sensibile il percorso terapeutico.

Le alterazioni di consapevolezza di malattia sono oggetto di osservazione e descrizione clinica già da molto tempo, ma per un loro studio sistematico bisogna aspettare la metà degli anni '50. Da allora in poi si è giunti progressivamente a ricerche sempre più attendibili, con rilievi epidemiologici e patogenetici che hanno consentito di tracciare un quadro dei disturbi di consapevolezza sempre più definito. Nonostante ciò, la natura di per sé sfuggente, multidimensionale e sfaccettata dei fenomeni della coscienza ha dato luogo ad una varietà di definizioni, metodologie di analisi e prospettive che a loro volta hanno prodotto riscontri e modelli differenti, parziali o apertamente incongruenti.

Questo volume si propone di illustrare in maniera esauriente e critica lo stato delle conoscenze attuali nel campo dei deficit della consapevolezza di malattia nei disturbi neuropsichiatrici. Esso si rivolge sia a specialisti del settore (neurologi, geriatri, psichiatri ecc.), sia a tutti coloro che stanno seguendo un percorso formativo nell'ambito della neuropsichiatria clinica e della riabilitazione. Le varie tematiche non vengono presentate con pretese di certezza, al contrario vengono di volta in volta messi in luce gli aspetti ancora da sviluppare e le questioni da chiarire. In tal senso, la presente trattazione, oltre a fornire una panoramica sui disturbi della consapevolezza nei loro aspetti fenomenologici, diagnostici e patogenetici, si propone anche di offrire stimoli per la ricerca futura, nonché spunti di riflessione per una visione più ampia e complessa delle funzioni cognitive superiori dell'essere umano.

Molto importante è la pubblicazione della versione italiana di una serie di scale già ampiamente utilizzate a livello internazionale per la valutazione dei disturbi della consapevolezza di malattia. L'utilizzo di queste scale permetterà ai clinici una valutazione oggettiva del fenomeno.

Roma, maggio 2007

M.D. Orfei
C. Caltagirone
G. Spalletta

Indice

PARTE 1
I disturbi della consapevolezza: aspetti comportamentali, patogenetici e diagnostici

Introduzione

Uno dei fenomeni più affascinanti della mente umana è la coscienza, definibile in termini generali come la funzione psicologica attraverso la quale vengono integrate tutte le esperienze individuali relative al sé e al mondo interno. Il concetto di coscienza è strettamente legato a quello d'identità, definibile a sua volta come l'insieme delle proprie caratteristiche fisiche (morfologiche, spazio-temporali, ecc.) e psicologiche (percezioni, pensieri, dati autobiografici, proiezioni future). L'identità comprende l'auto-consapevolezza, ovvero la capacità di prestare attenzione, codificare e in seguito recuperare le informazioni riguardanti il sé (Leathem et al., 1998). La conoscenza di sé costituisce una componente base dell'auto-consapevolezza e si realizza per mezzo delle funzioni di introspezione e di *insight*. Johnson et al. (2002) forniscono una definizione esauriente di auto-consapevolezza, secondo cui essa è "un insieme di schemi riguardanti le proprie capacità, i propri tratti e atteggiamenti che orientano i nostri comportamenti, scelte e interazioni sociali". L'auto-consapevolezza implica una capacità del soggetto di prendere le distanze dalle proprie percezioni e di rendersi conto del fatto stesso che sta percependo (Gil et al., 2001). Questo è il motivo per cui Prigatano (2005) definisce l'auto-consapevolezza "un paradosso della coscienza dell'essere umano": infatti essa può essere concepita come la predisposizione a percepire se stessi in modo oggettivo, mantenendo allo stesso tempo un senso di identità soggettiva. In altre parole, dice Prigatano, si tratta di essere oggetto e soggetto della percezione contemporaneamente.

Tentare di chiarire le relazioni teoriche tra i concetti di coscienza, auto-consapevolezza, auto-conoscenza e *insight* è un arduo compito. Al fine di discutere alcune questioni fondamentali a livello teorico, clinico e diagnostico, è più utile limitarsi all'esame dell'ampia letteratura riguardante la consapevolezza di malattia o anosognosia e di alcuni fenomeni a essa collegati, come per esempio l'*insight*, confrontando in particolar modo diversi resoconti clinici e ipotesi patogenetiche, nel tentativo di riunire e di integrare i più recenti contributi in questo campo. La comprensione del disturbo della consapevolezza non ha solo un valore teorico, bensì comporta implicazioni di notevole rilevanza. In primo luogo, diverse ricerche suggeriscono che l'anosognosia costituisce un segno prognostico negativo, poiché può compromettere il recupero del paziente e il processo di riabilitazione, specie se associato a *neglect* (Fleming et al., 1998; Gialanella et al., 2005; Jehkonen et al., 2006). In secondo luogo, lo studio dell'anosognosia può contribuire notevolmente a una comprensione più profonda delle funzioni cognitive superiori nell'uomo. Infine, esso può fornire informazioni di rilievo sul substrato neuronale sotteso ai fenomeni della coscienza (Pia et al., 2004).

In questo trattato verrà effettuato anche il tentativo di chiarire i rapporti tra anosognosia e negazione, quest'ultima intesa come meccanismo psicologico, dal momento che spesso una sovrapposizione dei due termini genera confusione e interpretazioni ambigue. Inoltre, discuteremo la possibilità di estendere il concetto di anosognosia ad altri disturbi di natura neurologica e psichiatrica, in particolare la sindrome di eminattenzione (*neglect*), la malattia di Alzheimer, la schizofrenia e i disturbi dell'umore, tutte condizioni patologiche in cui la questione dell'*insight* e della consapevolezza di malattia, pur ponendosi frequentemente, è ancora oscurata da numerose incertezze. Infine, illustreremo alcune direzioni per la ricerca futura e preciseremo alcuni temi irrisolti.

Auto-consapevolezza e *insight*

Le definizioni di consapevolezza di malattia e di *insight* in una prospettiva clinica sono state ampiamente dibattute. Per esempio, Jaspers (1963) afferma che l'espressione "consapevolezza di malattia" andrebbe applicata solo nei casi di pazienti che riferiscano la sensazione di essere malati e di aver subìto un cambiamento. Se il soggetto è anche in grado di valutare la natura e la gravità della malattia "allora si può parlare di *insight*" (McEvoy et al., 1989; Baier et al., 1998). Recentemente, Markovà e Berrios (2001) hanno tracciato una sorta di mappa concettuale in cui il concetto più ampio di auto-consapevolezza comprende quello di *insight*, definito come la conoscenza della condizione patologica cui si aggiunge la comprensione del modo in cui la malattia condiziona la vita del paziente e le sue interazioni con il mondo circostante.

Inoltre, si possono distinguere vari tipi di *insight* in base allo specifico oggetto cui esso si riferisce (sintomi psicologici, disturbi mentali, disturbi neurologici ecc.). Amador et al. (1993) distinguono la consapevolezza dei sintomi dall'attribuzione causale (ovvero, le spiegazioni sulle cause della patologia), entrambi componenti base della consapevolezza di malattia. David (1990) descrive l'*insight* come composto da tre fattori: 1) la capacità di catalogare certi eventi mentali come patologici, 2) la capacità di ammettere di essere affetti da un disturbo mentale e 3) la capacità di ammettere la necessità di un trattamento medico e la compliance che ne deriva. Analogamente, Greenfeld et al. (1989) citano come indicatori di *insight* l'ammissione espressa verbalmente del processo patologico e delle esperienze insolite, della necessità di una terapia, della possibilità di ricadute e della pressione esercitata da *stressors* psicosociali. Da tutto ciò risulta evidente la natura multidimensionale dell'auto-consapevolezza, non solo sul piano concettuale, ma anche in una prospettiva clinica. Tale aspetto diventa ancor più evidente quando l'auto-consapevolezza appare non integra. Infatti, essendo ovviamente la coscienza sottesa da un substrato neurale, ci aspettiamo che un danno in specifiche aree cerebrali possa produrre un deficit nella consapevolezza. Samsonovich (Samsonovich e Nadel, 2005; vedi anche Fyhn et al., 2004; Farrer e Frith, 2002; Farrer et al., 2003) individua la funzione della consapevolezza in almeno due strutture cerebrali: la corteccia prefrontale e l'ippocampo, collegate tra loro mediante la corteccia entorinale, parte del lobo temporale mediale. Anche altre strutture sarebbero coinvolte, come l'insula, la corteccia parietale e il cingolo anteriore. Inoltre, le rappresentazioni mentali multimodali, come per esempio serie di significati, sentimenti, sensazioni, pensieri, programmi e motivazioni, sarebbero localizzabili nella neocorteccia. Molte di queste aree cerebrali sono in effetti spesso descritte come danneggiate in soggetti con consapevolezza deficitaria.

Tabella 1. Concettualizzazioni e definizioni della consapevolezza di malattia

Autori	Definizioni di consapevolezza di malattia
	Insight
Jaspers (1963)	Sensazione di aver subito un cambiamento e di essere malati, unitamente alla capacità di valutare la natura e la gravità della malattia
Greenfeld et al. (1989)	Ammissione di: 1) processi patologici ed esperienze insolite 2) necessità di essere curati 3) possibilità di ricadute 4) pressioni esercitate da fattori psico-sociali stressanti
David (1990)	Presenza di: 1) capacità di definire alcuni eventi mentali come patologici 2) convinzione di essere affetti da un disturbo mentale 3) necessità di una terapia e la conseguente adesione ad essa
Amador et al. (1993)	Presenza di: 1) *consapevolezza* dei sintomi 2) capacità di dare spiegazioni sulle cause della patologia (*attribuzione*)
Fleming et al. (1996)	Modello a tre dimensioni di auto-consapevolezza: 1) consapevolezza dei deficit conseguenti il danno cerebrale 2) consapevolezza delle implicazioni funzionali dei deficit nelle attività della vita quotidiana 3) capacità di stabilire obiettivi realistici e di prevedere la propria condizione futura con precisione
Marková, Berrios (1995; 2001)	Forma di auto-conoscenza riguardante la malattia o il deficit, che comprende non solo le informazioni sulla condizione patologica, ma anche il modo in cui essa sta influenzando il paziente stesso e le sue interazioni con l'ambiente circostante. Esso costituisce un costrutto, derivante dai punti di vista del medico e del paziente, nonché dal processo interattivo che tra essi si stabilisce
Beck et al. (2004)	Concettualizzazione dell'*insight intellettuale* (il paziente ripete ciò che gli è stato detto, non necessariamente esprimendo una sua reale convinzione) in contrapposizione all'*insight emotivo* (auto-consapevolezza sufficiente a modificare il sistema di convinzioni disfunzionali del paziente)
	Anosognosia
Babinski (1914)	Apparente mancanza di consapevolezza dell'emiplegia conseguente ad una lesione cerebrale acuta
Heilman et al. (1998), Prigatano (2005)	Fenomeno clinico in cui un paziente affetto da una disfunzione cerebrale non è consapevole del deficit neurologico o neuropsicologico, che al contrario è evidente agli occhi dei medici e di altri soggetti ragionevolmente attendibili. La mancanza di consapevolezza appare specifica per deficit individuali e non può essere spiegata né da un'iperattivazione (*hyperarousal*), né da un deficit cognitivo più ampio
Antoine et al. (2004)	Incapacità di ammettere la presenza o di valutare correttamente la gravità di deficit sensoriali, percettivi, motori, emotivi o cognitivi
Samsonovich, Nadel (2005)	Alterazione reversibile di elementi autobiografici correlati ad un deficit personale, di cui il soggetto non è consapevole

Da un punto di vista storico, le prime descrizioni di scarsa consapevolezza di malattia possono essere fatte risalire al XIX secolo: la *belle indifference* nell'isteria (Rice e Greenfield, 1969; Gould et al., 1986; Donohue e Harrington, 2001) e l'*einsichtslos* di Krafft-Ebing nelle psicosi, ovvero l'incapacità del paziente di riconoscere la sua condizione delirante, ne sono degli esempi. Nello stesso periodo, Anton (1899) e Pyck (1898) descrissero casi di pazienti non in grado di ammettere l'emiparesi, la perdita della vista o l'afasia (Prigatano e Klonoff, 1998; Coslett, 2005). Tuttavia, si deve aspettare il lavoro di Babinski (1914) per trovare per la prima volta il termine "anosognosia" utilizzato per indicare specificatamente la mancanza di consapevolezza di un deficit sensomotorio. Al momento attuale, l'anosognosia è comunemente definita come la condizione di un paziente affetto da un danno cerebrale in seguito al quale non è in grado di rilevare la presenza o di valutare realisticamente la gravità di deficit sensoriali, motori, affettivi o cognitivi, peraltro evidenti per i medici e per i familiari (Antoine et al., 2004; Prigatano, 2005).

Anosognosia nello *stroke* e nel danno cerebrale di origine traumatica

Dal contributo di Babinski in poi, l'anosognosia è stata studiata prevalentemente in pazienti con deficit senso-motorio colpiti da *stroke* o danno cerebrale di origine traumatica (TBI). Questi ultimi negano il proprio deficit o sopravvalutano le proprie capacità, riferiscono di muovere il proprio arto colpito da handicap e di non differire sotto nessun aspetto dalle altre persone. Essi possono ammettere in parte delle difficoltà, ma le attribuiscono ad altre cause (per esempio all'artrite, alla stanchezza, ecc.). Spesso le loro convinzioni errate persistono anche di fronte a argomentazioni logiche e a prove concrete ed essi forniscono perfino spiegazioni bizzarre a difesa delle proprie affermazioni. Gli anosognosici solitamente non mostrano una reazione catastrofica, né sentimenti di disperazione riguardo la propria condizione e sono eccessivamente ottimisti riguardo la prognosi e il processo terapeutico. Alcuni pazienti possono lamentarsi di essere paralizzati e tuttavia tentare di compiere delle azioni che coinvolgono anche l'arto paretico; altri ancora negano la paralisi, ma accettano di stare a letto o su una sedia a rotelle (Marcel et al., 2004). Da notare che in genere questi pazienti appaiono consapevoli rispetto a tutti gli altri aspetti della loro vita, oppure ammettono altri tipi di sintomi effettivi. Questo è un indizio della natura modo-specifica dell'anosognosia (Ramachandran, 1996; Rüsch e Corrigan, 2002). Altri pazienti ancora mostrano varie forme di allucinazioni corporee, chiamate *somatoparafrenie*: per esempio, possono non riconoscere l'appartenenza dell'arto malato al proprio corpo (Marcel et al., 2004). Altre manifestazioni possono consistere in una reazione di mancanza d'interesse per il deficit (*anosodiaforia*), oppure di odio verso di esso (*misoplegia*). Spesso i soggetti mostrano un'alterazione della consapevolezza nel senso di un'ipervalutazione, ovvero sopravvalutano la gravità del proprio deficit. Tuttavia, benché quest'ultima situazione rappresenti anch'essa un'alterazione dell'esame di realtà riguardante la condizione patologica, si suppone che essa sia influenzata da molti altri fattori, per esempio disturbi dell'umore, stati ansiosi, esperienze passate, fattori stressanti attuali e così via. In tal senso, attualmente in letteratura non è considerato utile né corretto far rientrare tali situazioni nell'anosognosia propriamente detta (Marková et al., 2004).

Quest'ampia varietà di osservazioni cliniche porta a considerare l'anosognosia come un fenomeno con numerose sfaccettature (Giacino e Cicerone, 1998), le cui manifestazioni possono essere presenti in misura variabile e di conseguenza non consentono di stabilire un modello deterministico univoco, né per quanto riguarda l'intensità, né per il tipo o l'associazione di sintomi (Marcel et al., 2004; Feinberg et al., 2000; Lu et al., 2000).

Epidemiologia

I risultati delle ricerche effettuate in questo ambito riportano dati piuttosto diversi riguardo il tasso di anosognosia negli emiplegici. I dati epidemiologici non appaiono concordanti a causa della variabilità delle misure e dei criteri applicati, e a volte anche a causa dell'imprecisione nel riportare i risultati e nel descrivere la metodologia seguita.

Tabella 2. Epidemiologia dell'anosognosia per l'emiplegia nello *stroke* e nel danno cerebrale post-traumatico

Autori	Setting	Campione	Tempo trascorso dallo *stroke*	Strumenti diagnostici	Tasso di anosognosia
Cutting (1978)	Articolo non disponibile	100 pazienti con emiplegia in fase acuta	–	Questionario di Cutting	58% RBD 14% LBD
Bisiach et al. (1986)	Reparto ospedaliero	36 RBD	1-37 giorni	Scala di Bisiach	33%
Starkstein et al. (1992)	Reparto ospedaliero	80 pazienti con *stroke*	2-12 giorni	Anosognosia Questionnaire	34% Totale di cui: 10% lieve 11% moderato 13% grave
Stone et al. (1993)	Reparto ospedaliero	69 RBD 102 LBD	2-3 giorni	Batteria di test standardizzati (non specificati)	33% anosognosia (27% anosodiaforia)
Maeshima et al. (1997)	Reparto ospedaliero	50 RBD	entro 30 giorni	Domande non strutturate sul deficit	24%
Jehkonen et al. (2000)	Reparto ospedaliero	56 RBD	entro 10 giorni	Questionario di Cutting	7%
Hartman -Maeir et al. (2001)	Ospedale riabilitativo	29 RBD 17 LBD	4-8 settimane	Compiti unimanuali e bipedali più domande verbali	26% Totale: 17% RBD 9% LBD

Appelros et al. (2002)	Comunità	349 pazienti con *stroke*	Entro 30 giorni	Anosognosia Questionnaire	17% (n=48: 15 lieve; 8 moderato; 25 grave)
Hartman -Maeir et al. (2003)	Ospedale riabilitativo	36 RBD 24 LBD	4-8 settimane	Patient Competency Rating Scale	77% Totale: 47% RBD 30% LBD
Farnè et al. (2004)	Ospedale riabilitativo	33 RBD	Entro 6 settimane	Questionario di Cutting (adattato)	31%
Marcel et al. (2004)	Ospedale riabilitativo	65 pazienti con *stroke*	55-79 giorni	Awareness Interview	23% inconsapevoli del deficit motorio 80% inconsapevoli del deficit sensomotorio
Baier, Karnath (2005)	Ospedale riabilitativo	72 RBD 56 LBD	Entro 15 giorni	Scala di Bisiach (cut-off=2)	10%
Berti et al. (2005)	Non specificato	30 RBD	Entro 60 giorni	Scala di Bisiach	3% affetti da anosognosia pura 57% affetti da anosognosia associata a *neglect*

Abbreviazioni:*RBD*, pazienti con danno cerebrale destro *LBD*, pazienti con danno cerebrale sinistro

Nei primi studi oggettivi i tassi di anosognosia risultavano molto elevati e variavano dal 33 al 58% (Cutting, 1978; Bisiach et al., 1986). In studi più recenti i tassi variano tra il 17 e il 28% (Appelros et al., 2003a; Baier e Karnath, 2005). Questa variabilità dipende dai criteri diagnostici utilizzati oppure dai criteri d'inclusione applicati dai vari autori. In particolare, Pia et al. (2004) hanno rilevato una variabilità oscillante tra il 20 e il 44% a seconda delle differenze relative al tempo trascorso dalla lesione cerebrale alla valutazione clinica. Infatti, il momento in cui viene effettuata la valutazione è molto importante: numerosi autori hanno notato un progressivo recupero dalla condizione anosognosica entro i primi tre mesi, per cui è molto più probabile rilevare un deficit di consapevolezza nella fase acuta di malattia e meno probabile che questo avvenga nel periodo successivo (Cutting, 1978; Jehkonen et al., 2000; Marcel et al., 2004). Ad ogni modo, un terzo di pazienti emiplegici che sono anosognosici durante la fase acuta mostra manifestazioni anosognosiche anche nel corso della fase cronica della malattia. Per esempio, Venneri e Shanks (2004) descrivono una signora di 85 anni, la cui anosognosia persisteva due anni dopo uno *stroke* emorragico. Un'altra fonte di distorsione nella valutazione del tasso di anosognosia in pazienti con danno cerebrale può essere rappresentata dai punteggi *cut-off* utilizzati al fine di distinguere i soggetti anosognosici mediante i vari strumenti diagnostici. In un recente articolo, Baier e Karnath (2005) hanno evidenziato che numerosi ricercatori diagnosticano l'anosognosia utilizzando un punteggio *cut-off* di 1 alla scala di Bisiach. Tale punteggio viene assegnato quando il disturbo è ammesso dal paziente non spontaneamente, bensì solo dopo domande specifiche. In questo caso il paziente può essere in grado di rilevare il deficit, ma essendo esso di gravità lieve, può essere meno evidente e invalidante, e quindi meno degno di attenzione, per il paziente stesso, in confronto ad altri sintomi presenti contemporaneamente e quindi posti primariamente all'attenzione del clinico. Tenendo in considerazione tale problema metodologico, Baier e Karnath (2005) suggeriscono di utilizzare punteggi *cut-off* della scala di Bisiach di 2 per la diagnosi di anosognosia, che corrisponde a un tasso di anosognosia pari al 10-18% in fase acuta o subacuta in pazienti con *stroke*. Al contrario, non sono emerse differenze significative nelle frequenze rispetto al sesso o all'età (Pia et al., 2004).

Patogenesi

Le ipotesi patogenetiche riguardanti l'anosognosia nello *stroke* o nel TBI possono essere ricondotte a tre aree principali: modelli neuropsicologici, localizzazione emisferica e localizzazione intraemisferica del danno cerebrale. Data la natura composita dell'anosognosia, diversi fattori possono interagire e sovrapporsi, non escludendosi necessariamente l'un l'altro.

Tabella 3. Modelli patogenetici dell'anosognosia per il deficit senso-motorio nel danno cerebrale

Autori	Ipotesi
	Neuropsicologia
Levine et al. (1991)	Deficit emisensoriali (propriocezione) e deterioramento cognitivo generale (teoria della scoperta)
Heilman (1991), Heilman et al. (1998), Adair et al. (1997)	*Feedforward hypothesis*: incapacità di confrontare la pianificazione e l'esecuzione di un'azione
Starkstein et al. (1992)	Correlazione con meccanismi attentivi e di arousal alterati; il deterioramento cognitivo rappresenta solamente un fattore facilitante
Ramachandran (1995)	Disfunzione del "detector di anomalie" nell'emisfero destro, preposto alla percezione e deputato a costituire nuovi schemi in base a nuovi dati in entrata contrastanti con conoscenze pregresse
Frith et al. (2000)	Disfunzione del sistema di controllo che include le rappresentazioni di posizioni desiderate e previste e modelli per produrre tali posizioni
Vallar et al. (2003)	Non-consapevolezza di un deficit dell'intenzionalità o della componente di programmazione dei movimenti, invece di, o in aggiunta a, non-consapevolezza di un deficit motorio primario

Marcel et al. (2004)	Incapacità di integrare la consapevolezza di episodi riguardanti il deficit nella rappresentazione corporea a lungo termine; cadute attentive che portano a non esperire parti del proprio corpo come appartenenti a se stessi (distacco, disinteresse)
Pia et al. (2004)	Conseguenza di un danno al circuito fronto-parietale correlato alla rappresentazione motoria e spaziale (deficit dell'analisi spaziale necessaria per l'esecuzione di atti motori nello spazio)
Vuilleumier (2004)	Deficit nel sistema ABC (Appreciation-Belief-Check; Valutazione-Convinzione- Controllo)
Coslett (2005)	Deficit dell'intenzionalità ad agire in aggiunta ad un deficit del feedback sensoriale
Davies et al. (2005)	Teoria dei due fattori: l'anosognosia è un'illusione monotematica, dovuta ad anomalie neuropsicologiche (primo fattore) e ad un deficit cognitivo (secondo fattore) che contribuisce al mantenimento dell'illusione nonostante le prove di evidenza

Lateralizzazione emisferica

Bisiach et al. (1986), Gilmore et al. (1992), Starkstein et al. (1992), Carpenter et al. (1995), Pia et al. (2004), Coslett (2005), Karnath et al. (2005), Turnbull (2005)	Danno all'emisfero destro
Geschwind (1965)	Disconnessione (la lesione isola l'emisfero dominante da quello destro non dominante, che monitora l'integrità del lato sinistro del corpo)
Friedlander (1964)	Dominanza manuale (il lato dominante è caratterizzato da rappresentazioni corticali più estese. Quindi, l'anosognosia sarebbe meno probabile in seguito a lesioni nell'emisfero sinistro)
Gainotti (1997), Davidson et al. (1999), Meador et al. (2000), Turnbull et al. (2005)	Deficit nella percezione e nell'espressione delle emozioni

Aree cerebrali coinvolte nell'anosognosia

Starkstein et al. (1992)	Corteccia temporale superiore e parietale inferiore, gangli della base, talamo
Ramachandran (1995)	Lobo parietale destro
Maeshima et al. (1997)	Talamo, putamen, braccio anteriore della capsula interna
Evyapan and Kumral (1999)	Parte mediale o laterale del ponte (nuclei reticolari pontini mediali o laterali)
Karussis et al. (2000)	Talamo destro
Pia et al. (meta-analysis; 2004)	Prevalenza di lesioni fronto-parietali; frequente coinvolgimento dei gangli della base o dell'insula
Berti et al. (2005)	Corteccia dorsale premotoria (aree di Broadmann 6 e 44), aree somatosensoriali e motorie primarie, area 46, lobo parietale inferiore, insula
Karnath et al. (2005)	Insula posteriore destra

Neuropsicologia

Alcuni modelli neuropsicologici considerano l'anosognosia conseguente a danno cerebrale la conseguenza di un deficit cognitivo più ampio (McGlynn e Schacter, 1989; Levine et al., 1991). Sebbene sia stata descritta una certa relazione tra il deficit cognitivo globale (valutato in genere con il Mini Mental State Examination) e la consapevolezza del deficit motorio, i dati più recenti non associano necessariamente l'anosognosia a una generale mancanza di flessibilità, né a un globale stato di confusione mentale (Starkstein et al., 1992; Coslett, 2005). Quindi, il deterioramento cognitivo non rappresenterebbe tanto un fattore causale, quanto piuttosto un elemento facilitante dell'anosognosia (Marcel et al., 2004; Vuillemier, 2004).

Altri ricercatori focalizzano l'attenzione su alcuni deficit cognitivi specifici. Per esempio, Starkstein et al. (1992) ipotizzano che l'anosognosia potrebbe essere secondaria a deficit mnestici. Marcel et al. (2004) in particolare ritengono che potrebbe derivare dal fallito trasferimento di nuove informazioni dalla memoria di lavoro a quella a lungo termine. In particolare, potrebbe essere causata da difficoltà nell'integrare nuovi dati nell'immagine corporea di sé, immagazzinata appunto nella memoria a lungo termine. I pazienti anosognosici sarebbero in grado di riconoscere i propri deficit motori e/o sensoriali quando gliene vengono forniti degli esempi, ma non riuscirebbero a integrare i prodotti della memoria di lavoro in quella a lungo termine. Come sostengono Marcel et al. (2004), "le acquisizioni devono essere trasformate in conoscenza". Questa possibile dissociazione tra diverse componenti della memoria porta a sua volta Marcel et al. (2004) a ipotizzare l'esistenza di una sorta di conoscenza implicita del deficit. Essa sarebbe suggerita sia da studi basati sulla somministrazione intracarotidea di barbiturici diretta all'emisfero sinistro, in seguito alla quale pazienti anosognosici con lesioni cerebrali destre mostrano una temporanea remissione, sia da esperimenti in cui si osserva che pazienti anosognosici, quando vengono interrogati in terza persona singolare sul deficit motorio, mostrano una più elevata possibilità di rispondere correttamente e di riconoscere il deficit.

D'altra parte, Levine (Levine et al., 1991) focalizza l'attenzione sulla perdita della propriocezione nell'anosognosia. Egli ha studiato pazienti anosognosici affetti da gravi deficit emisensoriali e ha sviluppato la "teoria della scoperta". Secondo Levine, il paziente non è in grado di percepire il proprio corpo e dunque non può rilevare la sua condizione fisica attraverso l'auto-osservazione e l'inferenza, dal momento che sarebbe anche affetto da un generale deterioramento delle abilità cognitive e da rigidità mentale (vedi anche Marcel et al., 2004). Tuttavia, questo modello patogenetico non è in grado di spiegare quei casi di pazienti che mostrano segni di anosognosia pur non essendo portatori di deficit propriocettivi; inoltre essa contrasta con le affermazioni di non-necessarietà della relazione anosognosia-deterioramento cognitivo (Davies et al., 2005).

Un altro modello neuropsicologico suggerisce che l'anosognosia sia dovuta a un difetto nel processo di confronto tra la pianificazione di un'azione e la sua esecuzione. Lu et al. (2000) sostengono che nei soggetti sani la corteccia premotoria manda una copia dell'ordine motorio sia alla corteccia motoria, per eseguire il movimento, sia alla corteccia somatosensoriale o ad altre aree associative, che fungono da "comparatori" (Heilman, 1991). Quindi, le aspettative vengono confrontate con il feedback periferico durante l'esecuzione del movimento (Heilman et al., 1998). L'anosognosia e/o i movimenti fantasma potrebbero essere dovuti a un mancato feedback dalla periferia, così che le afferenze originerebbero solo dalla corteccia premotoria. Di conseguenza, il comparatore interpreterebbe la copia dell'ordine anche come feedback motorio, dando luogo a sua volta a un'illusione di movimento. Formulazioni simili a questa ipotesi implicano la produzione da parte delle strutture cerebrali superiori di due tipi di informazione motoria (Wolpert et al., 1995; 2001). Il primo consiste in una specificazione della sequenza, della forza e del ritmo delle contrazioni muscolari (*modello inverso*); il secondo elabora una previsione della traiettoria del movimento e della posizione finale dell'arto (*modello diretto*). Quest'ultimo anticipa anche le conseguenze sensoriali del movimento. Un deficit nell'esecuzione del piano motorio conduce a una mancata corrispondenza tra il feedback sensoriale previsto e le conseguenze sensoriali anticipate dell'azione stessa. Questa discrepanza di norma stimola la consapevolezza delle caratteristiche dei movimenti. Se il soggetto non è in grado di produrre un programma motorio, non viene generato nemmeno alcun modello inverso e quindi nessuna discrepanza si verifica tra esperienze previste ed esperienze attuate (Heilman, 1991; Coslett, 2005). In base a tale modello, l'anosognosia dovrebbe essere reinterpretata come mancata consapevolezza di un deficit delle funzioni superiori (intenzionalità/programmazione motoria), piuttosto che come il fallimento della capacità di comprendere il deficit motorio in sé (Frith et al., 2000; Vallar et al., 2003). Inoltre, questa teoria sarebbe supportata dalla netta prevalenza di riscontri di casi di anosognosia in pazienti con lesioni emisferiche destre. Infatti, l'emisfero destro è considerato dominante per le funzioni legate all'intenzionalità (Heilman e Valenstein, 1979), sia per l'emisoma destro sia per quello sinistro, mentre l'emisfero sinistro genera programmi deputati solo alla metà destra del corpo. Quindi, sarebbe ragionevole aspettarsi che una lesione cerebrale destra influenzi le funzioni di consapevolezza (Coslett, 2005).

Localizzazione emisferica

La netta maggioranza dei pazienti anosognosici mostra una lesione cerebrale nell'emisfero destro (Starkstein et al., 1992; Adair et al., 1997; Vallar et al., 2003; Coslett, 2005; Turnbull et al., 2005; Baier e Karnath, 2005; Spalletta et al., 2001, 2006). Questo risultato è supportato da numerosi esperimenti in cui un barbiturico viene iniettato in una delle due arterie carotidee con conseguente anestesia emisferica selettiva. Nel corso di questa procedura, viene colpito l'emisoma controlaterale rispetto all'iniezione. Una elevata prevalenza di non-consapevolezza risulta evidente quando la sostanza è iniettata nell'emisfero cerebrale destro (Bisiach et al., 1991; Gilmore et al.,

1992; Adair et al., 1997; Lu et al., 2000; Pia et al., 2004). Al contrario, se il barbiturico viene somministrato all'emisfero sinistro in pazienti anosognosici, questi mostrano una temporanea remissione del deficit di consapevolezza (Adair et al., 1995). Circa quarant'anni fa per spiegare questo fenomeno altamente ricorrente furono proposte le ipotesi della disconnessione e l'ipotesi della dominanza.

Nell'*ipotesi della disconnessione* di Geschwind (1965) viene postulata una disconnessione interemisferica. Nel caso di una lesione emisferica destra che isoli l'emisfero dominante (sinistro) da quello non dominante (destro), che di norma monitora l'integrità dell'emisoma sinistro, potrebbe accadere che l'emisfero sinistro, deputato alle funzioni linguistiche, non potendo disporre di informazioni attendibili provenienti dal sistema motorio dell'emisfero destro, potrebbe perdere la consapevolezza del deficit, o quantomeno non potrebbe emetterne la verbalizzazione inducendo così delle spiegazioni poco plausibili se non bizzarre (confabulazione). Lo stesso meccanismo sarebbe alla base delle allucinazioni somatoparafreniche. Sebbene questo modello sia accattivante, esso non è in grado di rendere conto di vari fenomeni (Adair et al., 1997), come la mancanza di consapevolezza del deficit nonostante la disponibilità di informazioni attraverso il feedback visivo, indipendentemente cioè dal contributo dell'emisfero destro. Analogamente ci possiamo chiedere perché, se questo modello fosse attendibile, il paziente non riesca a riferire il deficit con modalità diverse da quella verbale. E ancora, non possiamo dimenticare la minoranza di casi di anosognosia associati a lesioni dell'emisfero sinistro (Coslett, 2005).

Secondo l'*ipotesi della dominanza* di Friedlander (1964), all'emisoma dominante corrispondono rappresentazioni corticali più estese. Di conseguenza, l'anosognosia sarebbe meno probabile in seguito a lesioni dell'emisfero sinistro in quanto la percezione corporea corrispondente (controlaterale) sarebbe meno danneggiata. Al contrario, una compromissione analoga nell'emisfero destro danneggerebbe una porzione più ampia della rappresentazione dell'emisoma sinistro. Friedlander ha condotto alcuni esperimenti per tentare di dimostrare questa ipotesi, ma i risultati ottenuti soffrono di scarsa attendibilità. In definitiva, fino a oggi non si è riusciti a ottenere nessun valido supporto empirico a favore di essa (Coslett, 2005). Più recentemente, Ramachandran (1996) ha suggerito che, in condizioni normali, l'emisfero sinistro è coinvolto nella gestione delle piccole discrepanze che si verificano tra percezione e pensiero, al fine di rendere la realtà quotidiana relativamente coerente e prevedibile. Tuttavia, quando le discrepanze sono di entità tale da non poter essere ignorate o integrate, entra in gioco l'emisfero destro, creando nuovi schemi mentali o modificando quelli già esistenti. In quest'ottica, l'anosognosia rappresenterebbe il fallimento dell'equilibrio funzionale tra i due emisferi.

Altre ipotesi focalizzano l'attenzione sul ruolo dell'emisfero destro nella percezione e nell'espressione delle emozioni (Gainotti, 1972; Meador et al., 2000; Borod, 2000). Uno degli aspetti che più colpiscono dei pazienti anosognosici è la mancanza di interesse o comunque di reazioni emotive negative riguardo il loro deficit senso-motorio. Al contrario, la maggior parte dei soggetti con lesioni nell'emisfero sinistro mostrano frequentemente una reazione catastrofica o quantomeno una riduzione del tono dell'umore (Gainotti, 1976; Robinson, 2003; Turnbull et al., 2005). A partire da queste considerazioni di carattere clinico, molti autori hanno ipotizzato un'asimmetria emisferica nella regolazione delle emozioni (Sackeim et al., 1982). Di conseguenza la depressione sarebbe il risultato di un'alterazione nel sistema di gestione delle emozioni positive localizzato nell'emisfero sinistro, mentre l'anosognosia deriverebbe da un'alterazione di un sistema di gestione delle emozioni negative localizzato nell'emisfero destro (Davidson e Irwin, 1999; Turnbull et al., 2005). Questa ipotesi appare sotto vari aspetti troppo semplicistica, in quanto non riesce a spiegare né l'esplicita negazione della plegia, né le reazioni di odio verso l'arto paralizzato (misoplegia) a volte osservate anche in pazienti con lesioni cerebrali destre. Infine, alcuni autori sostengono che questa ipotesi sia incompatibile con i casi di depressione osservata in pazienti con lesioni a destra. Alla luce di queste critiche, sarebbe forse più corretto affermare che l'emisfero destro è preferenzialmente coinvolto nella gestione del comportamento emotivo, più che essere specializzato nell'elaborazione delle emozioni negative (Gainotti, 1997). Questa posizione è confermata da varie ricerche sull'*alexithymia*, una forma particolare di scarsa consapevolezza emozionale, che consiste nell'incapacità di identificare, decodificare o descrivere i sentimenti. Essa è piuttosto comune nei pazienti colpiti da ictus all'emisfero destro, i quali mostrano difficoltà nel percepire e nell'esprimere le emozioni (Spalletta et al., 2001; 2006).

Nel loro insieme, tutte queste osservazioni e ipotesi rimandano a una concettualizzazione ben più ampia, quella della *teoria della mente*: con tale espressione si intende un ambito di competenza sociale, che consiste nella capacità di attribuire stati mentali, pensieri e sentimenti a sé e ad altri, al fine di prevederne e spiegarne il comportamento. Dal momento che l'anosognosia è concettualizzabile come un disturbo nella capacità di monitorare le proprie intenzioni comportamentali, è lecito chiedersi se essa non possa essere considerata parte di un più generale deficit nelle rappresentazioni mentali (Happé et al., 1999). A tale conclusione siamo spinti anche dal fatto che tecniche di neuroimmagini funzionali hanno permesso di rilevare un'elevata attività proprio nelle regioni frontali e parieto-temporali dell'emisfero destro nel corso di compiti indicativi della teoria della mente e di altri tipi di prove, benché non vi sia ancora chiarezza sulle aree specifiche coinvolte. Analogamente, le abilità connesse alla teoria della mente in vari studi sono apparse indipendenti da altri tipi di abilità cognitive, come peraltro è stato descritto per l'anosognosia, in cui i deficit cognitivi non sono necessariamente correlati al deficit di consapevolezza. A tale proposito è interessante uno studio svolto da Happé et al. (1999) in cui le ipotesi di lateralizzazione emisferica e di dissociazione da altri moduli cognitivi, verificate per lo più in soggetti psicotici gravi, in particolare affetti da autismo, vengono estese a soggetti adulti colpiti da danno cerebrale nell'emisfero destro. I risultati porterebbero ad assimilare le due condizioni. Anche i dubbi avanzati dagli autori sull'analogia tra la teoria della mente riferita ad altri e a sé troverebbero una prima risposta negli studi di Ramachandran sulla mancata percezione del deficit nell'altro.

Specifiche aree cerebrali coinvolte

Un'altra questione rilevante è quella relativa all'identificazione di specifiche aree corticali e sottocorticali coinvolte nell'anosognosia. Samsonovich e Nadel (2005) hanno riscontrato un'uguale frequenza di anosognosia conseguente a un danno ai lobi frontali, parietali o temporali, sebbene le combinazioni più frequenti di diverse aree cerebrali riguardassero regioni fronto-parietali oppure più estese regioni includenti pur sempre le medesime aree. Quindi, una lesione frontale potrebbe essere correlata al malfunzionamento del sistema di monitoraggio relativo alla programmazione e all'esecuzione delle azioni. Analogamente, Pia et al. (2004) sostengono che il coinvolgimento frontale, congiuntamente a un danno parietale, potrebbe costituire il nucleo di un deficit nel circuito corticale deputato alle rappresentazioni spaziali e motorie (vedi anche Rizzolatti et al., 1998). Berti et al. (2005) hanno confrontato pazienti affetti da *neglect* con e senza anosognosia e hanno riscontrato che i due gruppi differivano per la presenza di lesioni nelle aree premotorie dorsali (area di Broadmann 6), in aree motorie e sensomotorie, nelle aree 44 e 46, nel lobo parietale inferiore e nell'insula. In particolare sono risultate implicate nell'anognosia pura le aree di Broadmann 3, 4, 6 e 44. Gli autori ipotizzano che la funzione di monitoraggio di un movimento sia localizzata nelle stesse aree corticali coinvolte nelle funzioni motorie (come la programmazione e la rappresentazione mentale degli atti motori), proponendo così l'esistenza di un "sistema moto-monitorante".

Anche Karnath et al. (2005) hanno riscontrato che le lesioni dell'insula posteriore destra sono significativamente più frequenti in pazienti affetti da anosognosia che non in soggetti di controllo. Ciò non sorprende, dal momento che l'insula posteriore è collegata alla corteccia somatosensoriale primaria e secondaria, a quella premotoria e prefrontale, così come a quella temporale superiore e inferiore. D'altra parte, non è chiaro in che modo queste strutture anatomiche intervengano nei processi motori. Karnath et al. (2005) ipotizzano che una lesione dell'insula posteriore contribuisca a determinare un deficit nell'integrazione degli stimoli, legato a sua volta all'auto-consapevolezza. Essa sarebbe inoltre responsabile delle allucinazioni corporee, come per esempio la negazione dell'appartenenza al proprio corpo dell'arto controlaterale alla lesione cerebrale.

Prigatano e Schacter (1991) hanno descritto lesioni alle aree prefrontali anteriori correlate con disturbi della consapevolezza relativamente alla appropriatezza del comportamento sociale, alla capacità di giudizio, alle difficoltà di programmazione e a una mancanza di comprensione degli stati mentali altrui. In particolare, l'anosognosia appariva più frequentemente in pazienti con lesioni prefrontali mediali. Queste osservazioni sono coerenti con l'ipotesi sul ruolo delle regioni prefrontali nelle funzioni metacognitive dell'auto-riflessione. Samsonovich e Nadel (2005) individuano una "mappa egocentrica" nella corteccia prefrontale e una "mappa allocentrica" nell'ippocampo, il che sarebbe in linea con i riscontri clinici di Ramachandran (1995) secondo cui sorprendentemente alcuni pazienti affetti da anosognosia sembrano incapaci di riconoscere il loro stesso deficit in altre persone. Infatti, Ramachandran (1995; 1996; Ramachandran e Rogers-Ramachandran 1996), in accordo con alcuni dati neurobiologici (Rizzolatti et al., 1996), suggerisce che tale fenomeno sia imputabile all'esistenza di una doppia mappa corporea presente nella nostra mente: una relativa agli schemi corporei propri e un'altra a quelli altrui, mappe che sarebbero rappresentate in aree cerebrali contigue. Infine, Johnson et al. (2002) non solo confermano il ruolo delle regioni prefrontali mediali nell'auto-riflessione, ma rilevano anche che il cingolo posteriore è importante per la memoria, la percezione e la valutazione degli stimoli emozionali, nonché per la mediazione tra recupero mnestico e funzioni emotive nei soggetti sani.

Al contrario, Starkstein et al. (1992) riportano un'elevata frequenza di lesioni temporali superiori e parietali inferiori, nonché talamiche, in pazienti con anosognosia moderata o grave, mentre i soggetti con deficit lievi mostrano dei tassi più elevati di lesioni riguardanti i gangli della base. Il ruolo del talamo ha suscitato notevole interesse, dal momento che alcuni autori hanno notato un'alta incidenza di ictus talamici negli anosognosici. Nonostante ciò, i meccanismi sottesi rimangono tuttora poco chiari (Karussis et al., 2000). Inoltre, le componenti mediali e laterali del ponte possono essere anch'esse coinvolte in deficit della consapevolezza conseguente a un danno cerebrale (Evyapan e Kumral, 1999), date le connessioni tra strutture pontine e aree corticali fronto-temporali. Quindi, le aree frontali sembrano essere fortemente implicate nei fenomeni anosognosici, ma anche altre aree corticali e subcorticali possono essere plausibilmente coinvolte, confermando peraltro la multiformità dell'eziologia e delle manifestazioni dei disturbi della consapevolezza.

Neglect

Grande attenzione viene dedicata alla relazione tra il *neglect* e l'anosognosia. Infatti, tali disturbi spesso si presentano contemporaneamente, specie in pazienti con lesioni dell'emisfero destro (Caltagirone et al., 1977; Rode et al., 1992; 1998; Buxbaum et al., 2004). Rode et al. (1998) tendono a specificare che l'eminattenzione può presentarsi in diverse forme, come per esempio il *neglect* percettivo, peripersonale, personale e motorio (Buxbaum et al., 2004) e che solo quest'ultimo tipo può essere migliorato attraverso manipolazioni sensoriali che presumibilmente ristabiliscono una rappresentazione consapevole del lato sinistro dello spazio. In particolare, alcuni esperimenti provano che la stimolazione vestibolare determina un temporaneo miglioramento nella consapevolezza del danno e specificatamente nel deficit da *neglect* motorio (vedi anche Cappa et al., 1987; Bisiach et al., 1991; Ramachandran, 1994; Lu et al., 2000). Numerosi autori riportano l'incidenza dell'anosognosia, associata o meno al *neglect*, in campioni di pazienti con danni nell'emisfero destro. Per esempio, Appelros et al. (2002) descrivono un campione di 349 pazienti, tra i quali un sotto-gruppo di 279 soggetti che avevano completato i test del *neglect* e un sottogruppo di 276 pazienti che avevano completato l'Anosognosia Questionnaire di Starkstein. Nel primo dei due campioni, il 23% di soggetti mostrava segni di *neglect* extra-personale e l'8% segni di *neglect* personale, mentre nel secondo campione il 17% dei soggetti mostrava segni di anosognosia. Gli autori, sebbene non specifichino la sovrapposizione tra i due gruppi diagnostici, sostengono che il *neglect* e l'anosognosia si presentano simultaneamente abbastanza spesso nella fase acuta dello *stroke*. Altri ricercatori riportano la frequenza di presenza simultanea di anosognosia e *neglect* conseguenti uno *stroke*. Berti et al. (2005) riportano una percentuale del 56,7% di soggetti affetti sia da anosognosia che da *neglect*, il 40% affetto solo da *neglect* e il 3,3% solo da anosognosia. Gli autori giungono alla conclusione che l'eventualità di una co-diagnosi dipende dall'entità del danno neurologico. Infatti, la consapevolezza di malattia e la consapevolezza dello spazio personale sarebbero correlate con diverse componenti di un'unica rete neurale. Di conseguenza, se la lesione è sufficientemente ampia da coinvolgere entrambe le componenti, ci si aspetta che l'anosognosia e il *neglect* si presentino insieme; al contrario, se il danno colpisce solo una delle due componenti, ci aspettiamo di riscontrare solo l'anosognosia o solo il *neglect*. Argomentazioni simili sono esposte anche da Gialanella (Gialanella et al., 2005), in particolare per ciò che riguarda l'aspettativa di un peggior recupero nel caso in cui i due disturbi si presentino congiuntamente. Maguire e Ogden (2002) affermano che pazienti con *neglect* persistente e soggetti anosognosici presentano alcuni elementi neurologici in comune. In particolare, entrambi sono collegati a lesioni infero-parietali e fronto-temporali, ma ancor più frequentemente a danni a carico dei gangli della base e della corteccia pre-frontale.

In altre parole, la maggior parte degli autori riporta un legame frequente, ma non necessario né causale, tra anosognosia e *neglect*, ipotizzando un processo sotteso parzialmente comune (Bisiach et al., 1986; Heilman et al., 1998; Jehkonen et al., 2000; Azouvi et al., 2002; Dauriac-LeMasson et al., 2002; Vuillemier, 2004; Carmichael, 2005; Coslett, 2005; Marcel et al., 2004; Berti et al., 2005). Tali osservazioni sono rilevanti, in quanto ci portano a concludere che non possiamo semplicemente ascrivere l'anosognosia a un fallimento nell'individuazione dello spazio e degli eventi controlaterali alla lesione cerebrale (Pia et al., 2004).

La valutazione clinica del *neglect* di norma si basa su test del tipo carta e matita, compresi il disegno, la bisezione di una linea o compiti di cancellazione (Azouvi et al., 2002). Di fatto, tali procedure non distinguono le diverse forme di *neglect* (Azouvi et al., 2003), né identificano l'anosognosia. Inoltre, la loro capacità di rispecchiare le attività quotidiane è stata messa in discussione da alcuni autori. Per esempio, Appelros (Appelros et al., 2003b) sottolinea la necessità di strumenti di valutazione più versatili. Per esempio, la Catherine Bergego Scale (CBS; vedi Azouvi et al., 2003) potrebbe essere una scala da utilizzare a tale scopo, in quanto essa si focalizza sul funzionamento del paziente in dieci situazioni di vita reale attraverso domande dirette sia al paziente che al *caregiver*, permettendo una migliore valutazione della consapevolezza. Ricerche condotte per verificare le proprietà psicometriche della CBS hanno confermato la sua attendibilità e sensibilità (Azouvi et al., 2002; 2003).

Valutazione e diagnosi

I medici generalmente notano una mancanza di consapevolezza di malattia nel momento in cui chiedono al paziente di valutare i movimenti del loro arto paralizzato o deficitario, oppure quando gli chiedono di confrontarlo con l'arto sano nell'eseguire movimenti analoghi (Lu et al., 2000; Marcel et al., 2004; Nimmo-Smith et al., 2005). Tuttavia, queste procedure cliniche consentono semplicemente di evidenziare la presenza dell'anosognosia, ma non offrono alcuna informazione né sulla natura, né sull'estensione di essa. Il crescente interesse teorico e clinico in questo campo ha messo in luce il bisogno di una maggiore accuratezza diagnostica e ha portato all'evoluzione di strumenti di valutazione specifici.

Tabella 4. Valutazione e diagnosi dell'anosognosia nell'emiplegia

Aree di indagine	Tipologia di scala	Procedura	Descrizione
Consapevolezza generale del deficit			
Cutting's Questionnaire (Cutting, 1978)	Classificazione dicotomica (presenza/assenza di anosognosia); ne esistono vari adattamenti	Somministrata dal clinico	Items riguardanti la generale consapevolezza del deficit, items riguardanti la consapevolezza specifica del deficit e items inerenti fenomeni anosognosici peculiari (anosodiaforia, misoplegia, ecc.)
Bisiach's Scale (Bisiach et al., 1986)	Scala a 4 punti (0=no anosognosia, 1=lieve, 2=moderata, 3=grave)	Somministrata dal clinico	Tre aree di investigazione: anosognosia per deficit motorio, per deficit somatosensoriale, per deficit del campo visivo; quesiti con livelli di specificazione variabili
Anosognosia Questionnaire (Starkstein et al., 1992)	Scala a 4 punti (0=no anosognosia, 1=lieve, 2=moderata, 3=grave)	Somministrata dal clinico	6 items principali più 5 domande aggiuntive se viene espressa la negazione
Anosognosia for Hemiplegia Questionnaire (Feinberg et al., 2000)	Scala a 3 punti (0=tot. consapevolezza, 0.5=consapevolezza parziale, 1=inconsapevolezza tot.)	Somministrata dal clinico	10 items tra cui alcune prove cliniche
Structured Awareness Interview	Scoring doppio (il paziente esprime: 1=un deficit grave,	Somministrata dal clinico	8 items più alcuni compiti unimanuali, bimanuali e bipedali

(Marcel et al., 2004)	2=un deficit da lieve a moderato, 3= nessun deficit; la risposta è: A=consapevole, U=inconsapevole, I=inapplicabile),		
Post *Stroke* Depression Rating Scale - Subscale of awareness of illness (PSDRS; Gainotti et al., 1995)	Scala a 3 punti (1=tot. consapevolezza, 2=consapevolezza parziale, 3= inconsapevolezza tot.)	Somministrata dal clinico	8 items che indagano la consapevoleza del deficit cognitivo e/o fisico

Valutazione multidimensionale della consapevolezza

Patient Competency Rating Scale (PCRS; Prigatano et al., 1986)	Scoring a 5 livelli	Auto-somministrata	Versioni parallele per il paziente e per il *caregiver*; 30 items per valutare l'abilità del paziente in attività cognitive, fisiche e sociali
Change Assessment Questionnaire (Lam et al., 1988)	Scala Likert a 5 intervalli (1=forte disaccordo, 5=forte accordo)	Auto-somministrata	Tre aree di indagine (inizio del trattamento in assenza di consapevolezza, esordio di consapeolezza, piena consapevolezza e cambiamenti comportamentali) con 8 items ciascuna
Head Injury Behaviour Scale (Godfrey et al., 1993)	Scala Likert a 4 intervalli; doppio scoring (numero di problemi e livello di stress conseguente)	Auto-somministrata	Versione per il paziente e per il *caregiver*; 20 items
Self-Awareness of Deficits Interview (Fleming et al., 1996)	Scoring a 4 punti (0=aderenza alla realtà, 3=piena inconapevolezza)	Somministrata dal clinico	Tre aree di indagine: 1) consapevolezza del deficit, 2) consapevolezza delle implicazioni funzionali del deficit, 3)capacità di stabilire obiettivi realistici
Awareness Questionnaire (Sherer et al., 1998)	Scala Likert a 5 intervalli (1= molto peggiorato, 5=molto migliorato)	Auto-somministrata	Versioni parallele per il paziente, per il *caregiver*, per il clinico; 17 items per valutare un eventuale cambiamento in ambito emotivo, fisico e cognitivo in seguito a danno cerebrale

Anosognosia vs. negazione

Levine's Denial of Illness Scale (Levine et al., 1987)	Scala Likert a 7 intervalli (0=no negazione, 6=forte negazione)	Somministrata dal clinico	24 items per individuare indicazioni di negazione della malattia
Clinician's Rating Scale for Evaluating Impaired Self-Awareness and Denial of Disability (Prigatano e Klonoff, 1998)	Doppio punteggio (caratteristica comportamentale presente/assente e scala a 10 punti: 0=caratteristica assente, 1=lieve, 10=grave)	Somministrata dal clinico	2 sub-scale: Impaired Self Awareness Scale and Denial of Deficit Scale, di 10 items ciascuna. Alcuni items implicano il contributo del *caregiver*

Uno dei primi è stato il questionario di Cutting (1978). Esso include items riguardanti una generale consapevolezza del deficit e indaga altri fenomeni confinanti, come l'anosodiaforia e la misoplegia. Tale questionario può essere utile in una prima fase diagnostica, ma le sue domande di carattere generale e la sua classificazione dicotomica (consapevole/inconsapevole) non sono sufficientemente discriminanti per comprendere appieno il fenomeno. Circa dieci anni più tardi, Bisiach (Bisiach et al., 1986) ha pubblicato uno dei più noti strumenti di valutazione per l'anosognosia. Esso consente di analizzare la presenza e il grado di anosognosia su una scala a quattro intervalli. L'anosognosia, se presente, può infatti essere classificata come lieve, moderata o grave. Questa procedura può essere problematica in alcuni casi: anche se il punteggio di 1 nella scala di Bisiach comunemente indica il primo livello di non-consapevolezza di malattia, è stato suggerito (Baier e Karnath, 2005) che tale modalità non sia del tutto corretta, dal momento che a questo livello il paziente ancora mostra un'adeguata consapevolezza di malattia, se interrogato specificatamente riguardo al deficit. Nell'Anosognosia Questionnaire, elaborato da Starkstein et al. (1992), al soggetto viene chiesto di rispondere a una serie di domande e di eseguire alcuni movimenti. Il punteggio viene registrato su una scala a quattro punti simile a quella di Bisiach e di conseguenza presenta anch'essa qualche limitazione. Le sue domande sono piuttosto generali, sebbene spingano il paziente a confrontare esplicitamente la propria convinzione con l'esame di realtà. Inoltre, nella descrizione della scala, il termine negazione viene utilizzato come sinonimo di anosognosia, sovrapponendo così le due condizioni che, come abbiamo visto, è opportuno mantenere distinte.

Infatti, la differenziazione tra anosognosia e negazione è di crescente interesse e richiede perciò specifici strumenti d'indagine. A tale scopo, Prigatano e Klonoff (1998) hanno elaborato una doppia scala di valutazione:
a) la Impaired Self Awareness Scale per valutare la presenza/assenza e il grado di anosognosia;
b) la Denial of Disability Scale per valutare la presenza/assenza e il grado di negazione.

Ciascuna sub-scala consiste in un'intervista semistrutturata di dieci items riguardante l'atteggiamento e il comportamento del paziente, indicativi appunto di anosognosia o di negazione. Il tratto esplicitato in ogni item può essere presente o meno e di conseguenza viene assegnato un punteggio compreso tra 0 (piena consapevolezza) e 10 (completa inconsapevolezza/negazione). Questa procedura appare piuttosto completa e discriminativa, sebbene un poco complessa, dal momento che comprende dati di varia natura, anche riguardanti prestazioni a test neuropsicologici e tratti caratteriali precedenti la malattia.

Altri strumenti indagano l'auto-consapevolezza in una prospettiva più articolata. Per esempio, la Structured Awareness Interview (Marcel et al., 2004) è un questionario composto da otto items abbastanza specifici e discriminanti per vari fenomeni relativi all'auto-consapevolezza. Inoltre, la valutazione implica un doppio scoring: 1) un punteggio da 1 a 3 descrive la gravità del deficit così come viene riportato dal soggetto e 2) una classificazione non consapevole/ consapevole/inapplicabile viene utilizzata per valutare l'attendibilità dell'auto-percezione da parte del paziente. Il questionario può anche essere integrato chiedendo al paziente di stimare la sua capacità di eseguire alcune attività mono-manuali, bimanuali e bipedali (come pettinarsi, fare un nodo, saltare).

Molti questionari confrontano le opinioni del paziente con quelle di un *caregiver* o del medico. Per esempio, Prigatano et al. hanno sviluppato la Patient Competency Rating Scale (PCRS; Prigatano et al., 1986; vedi anche Borgaro e Prigatano, 2003). Questa scala comprende 30 domande rivolte sia al paziente che al *caregiver*. Per ogni item vengono fatte valutazioni rispetto a quanto sarebbe difficoltoso per il soggetto compiere alcune azioni; si utilizza una scala Likert a 5 intervalli, in cui 1 corrisponde a "non posso farlo" e 5 a "posso farlo con facilità". Gli items coprono un'ampia gamma di abilità funzionali, interpersonali e di stati emotivi. Analogamente, Sherer et al. (1998; 2003) hanno sviluppato l'Awareness Questionnaire, un'intervista articolata in tre versioni da somministrare al paziente, al *caregiver* e al medico. In ciascuna versione vengono valutate le abilità della persona con danno cerebrale nell'eseguire vari compiti dopo la lesione e confrontate con la situazione antecedente. Essa è composta da 17 domande che indagano gli aspetti sia fisici sia emotivi e la valutazione viene effettuata con una scala a cinque punti, che varia da "molto peggiorato" a "molto migliorato". Tuttavia, Fleming (Fleming et al., 1996) mette in guardia su possibili distorsioni che minano l'attendibilità delle valutazioni comparative, in quanto anche il *caregiver* può sotto/sovrastimare le abilità del paziente (vedi anche Starkstein et al., 2006). Prigatano stesso (Prigatano et al., 2005) nota che quanto viene riferito dal *caregiver* può essere alterato dallo stress dovuto alla condizione stessa del paziente. Per questo motivo l'autore ha sviluppato un ulteriore questionario che prende in considerazione il punto di vista del *caregiver* su: a) la natura dei problemi del paziente, b) il livello di stress percepito dal *caregiver* nell'aiutare il paziente e c) il livello di consapevolezza del paziente rispetto alle sue difficoltà (Prigatano et al., 2005).

Un'altra scala che vale la pena di approfondire è la Self-Awareness of Deficits Interview (Fleming et al., 1996), in cui tre delle principali aree della consapevolezza vengono esplorate: a) la consapevolezza generale del deficit, b) le implicazioni funzionali del deficit e c) la capacità di stabilire obiettivi realistici proiettati nel futuro. Le domande sono abbastanza generiche, ma possono essere approfondite fornendo alcuni indizi ai pazienti per portarli a focalizzare su questioni specifiche. L'intervista semi-strutturata impiega uno scoring di 4 punti per ciascuna area, le cui indicazioni per il somministratore sono molto chiare ed esaustive.

Altri strumenti si focalizzano maggiormente sulla consapevolezza di eventuali cambiamenti sul piano affettivo o emotivo. Uno di essi è il Neuropsychology Behaviour and Affect Profile (NBAP; Nelson et al., 1989), che indaga una serie di sintomi non cognitivi: auto-descrizioni relative sia al periodo pre-lesione che post-lesione, nonché valutazioni da parte del *caregiver* sul comportamento e le emozioni (Mathias e Coats, 1999). Anche la Head Injury Behaviour Scale (HIBS; Godfrey et al., 1993) valuta i comportamenti problematici e lo stress cui danno luogo. Questi strumenti possono essere utilizzati per esaminare aspetti che non vengono presi in considerazione da scale più specificatamente dedicate all'anosognosia.

In conclusione, la somministrazione di una batteria diagnostica complessa consentirebbe maggiore precisione e capacità discriminativa per esplorare il fenomeno dell'anosognosia. Infatti, il prossimo passo nella ricerca e nella clinica in questo campo non si muoverà nella direzione del semplice accertamento della presenza/assenza di una consapevolezza adeguata di malattia nel paziente, quanto piuttosto nell'analisi della profondità e della specificità del fenomeno. Ciò porterà a indagare tutti gli aspetti riguardanti la consapevolezza del deficit, non solo da un punto di vista funzionale, bensì anche da un punto di vista sociale/relazionale, distinguendo differenti alterazioni nell'auto-percezione (anosognosia) dal meccanismo psicologico della negazione. Questi propositi possono essere realizzati solo utilizzando una batteria diagnostica composta da più scale, che da una parte si sovrappongano parzialmente, così da confermarsi o meno a vicenda, e dall'altra siano dotate di un certo grado di specificità per indagare componenti e aspetti peculiari della consapevolezza di malattia nel paziente. Inoltre, ciascuno strumento dovrebbe essere connotato da uno scoring ben articolato al fine di essere caratterizzato da sufficiente sensibilità nel rilevare i vari livelli di severità del fenomeno.

Anosognosia vs. negazione: manifestazioni comportamentali

Weinstein e Kahn (1955) hanno sollevato la questione del ruolo difensivo motivazionale dell'inconsapevolezza del deficit. In questa prospettiva, una consapevolezza alterata potrebbe avere la funzione di evitamento del confronto con la realtà e quindi di protezione dalla depressione o da altre forme di stress eccessivo derivante dal deficit stesso (House e Hodges, 1988). In effetti, il rifiuto di riconoscere la realtà è osservato comunemente in varie condizioni patologiche, come per esempio l'infarto miocardico, le neoplasie ecc. (Levine et al., 1987; Bisiach et al., 1986; Fowers, 1992; Goldbeck, 1997; Kortte et al., 2003; Kortte e Wegener, 2004).

Recenti osservazioni in campo clinico hanno portato a ipotizzare la necessità di una distinzione concettuale e descrittiva tra negazione e anosognosia, e da più parti è stato suggerito di considerarle due diverse forme di non-consapevolezza (Ramachandran, 1995; 1996; Prigatano e Klonoff, 1998; Kortte e Wegener, 2004). Le principali differenze tra i due fenomeni sarebbero: 1) da un punto di vista eziopatogenetico la prima sarebbe riconducibile a un processo psicologico, la seconda a una lesione neurologica; 2) l'anosognosia sembra avere carattere più transitorio della negazione in quanto quest'ultima, sebbene più oscillante e instabile, appare più duratura (Havet-Thomassin et al., 2004); 3) da un punto di vista descrittivo, la negazione e l'anosognosia si presentano con manifestazioni tendenzialmente differenti. A tale proposito, Prigatano (Prigatano e Klonoff, 1998; Prigatano, 2005) elenca alcuni elementi indicativi nell'identificazione dei due processi. I soggetti con anosognosia sembrano non avere a disposizione le informazioni necessarie su se stessi, mostrano perplessità quando ricevono informazioni sui loro deficit e perfino indifferenza quando gli viene chiesto di affrontarli. Al contrario, Prigatano e Klonoff (1998) hanno riscontrato che la negazione è spesso associata a reazioni di depressione o di rabbia e i pazienti che fanno ricorso a essa possono anche adottare una reazione astiosa quando gli viene offerto un feedback riguardo la loro disabilità. Infatti, la negazione per definizione implica almeno una qualche consapevolezza della malattia e una "lotta" interna proprio contro di essa. In altre parole, le informazioni sulla malattia sarebbero per loro accessibili, ma essi le rifiutano o cercano di aggiustare in qualche modo la nuova situazione stressante distorcendo la realtà (Kortte e Wegener, 2004).

Comunque, sono state descritte anche delle analogie: per esempio, sia la negazione sia l'anosognosia possono presentarsi con intensità variabile; infatti esse possono essere riferite a tutti i sintomi e deficit in atto, oppure possono essere parziali, ovvero relative solo a determinati aspetti del deficit (per esempio i più gravi) e le conseguenze pratiche che ne derivano nelle attività della vita quotidiana (Kortte e Wegener, 2004). Inoltre, la negazione e l'anosognosia possono anche interagire o addirittura sovrapporsi nel corso del tempo. È comune osservare, subito dopo un danno cerebrale di moderata o grave entità, una certa indifferenza emotiva o comunque una minima reazione affettiva nel paziente. Quando il funzionamento cognitivo migliora, il paziente può mostrare una parziale consapevolezza del deficit e tuttavia non tollerare ancora feedback di disconferma da parte degli altri sulla loro presunta normalità. Spesso questa fase costituisce proprio l'instaurarsi del meccanismo di negazione (Prigatano e Klonoff, 1998).

Nonostante la relativa semplicità di questa schematizzazione, alcune osservazioni inducono a riflettere sulla complessità della tematica. In primo luogo, Marcel et al. (2004), riferendosi ai pazienti anosognosici esaminati nel loro studio, parlano di "conoscenza implicita" per spiegare il fatto che i soggetti, se interrogati sul deficit utilizzando la terza persona invece della prima, avevano più probabilità di rispondere correttamente, così come, se sottoposti a prove pratiche unimanuali, bimanuali o bipedali, rivelavano una maggiore consapevolezza di quanto espresso verbalmente. Gli autori ipotizzano perciò che i soggetti siano in possesso delle informazioni corrette riguardanti il loro deficit motorio, ma non vi possano accedere, quantomeno ver-balmente. Gli stessi autori richiamano anche le ricerche effettuate iniettando barbi-turici per via intracarotidea (di cui si è già parlato a proposito della localizzazione· emisferica), in cui l'anestesia dell'emisfero sinistro in pazienti anosognosici produ-ceva un temporaneo miglioramento della consapevolezza del deficit motorio, portando a inferenze simili alle precedenti. Quanto appena descritto appare abbastanza simi-le alla descrizione dei meccanismi sottesi alla negazione, benché i comportamenti che ne derivano mantengano la loro distintiva peculiarità.

In secondo luogo, non vi è ancora consenso unanime sul rapporto tra negazione e depressione da una parte, e anosognosia e depressione dall'altra. Infatti, da quan-to detto in precedenza, la negazione avrebbe il ruolo di coprire una situazione stres-sante e potenzialmente depressogena, ma essendo la negazione espressione di un conflitto psicologico sotteso, il soggetto dovrebbe avere tante più probabilità di ma-nifestare stati ansiosi e/o depressivi, quanto più è costretto a confrontarsi con il da-to di realtà. Al contrario, un paziente anosognosico non vive una situazione conflit-tuale, perciò non dovrebbe mostrare segni di depressione o di ansia. In altre paro-le, dovremmo aspettarci 1) una dissociazione tra anosognosia (fenomeno neuro-biologico) e depressione (reattività psicologica) e 2) una correlazione tra negazione e depressione. Tuttavia, non vi sono dati sperimentali unanimi al riguardo. Strakstein et al. (1992) non hanno riscontrato differenze significative in termini di ansia e de-pressione in pazienti colpiti da *stroke* con e senza anosognosia. Fleming et al. (1998) invece hanno rilevato che 1) pazienti con lesioni cerebrali caratterizzati da buona consapevolezza del deficit mostravano anche un elevato livello di stress, depressio-ne e ansia, 2) pazienti con bassa consapevolezza del deficit mostravano un minore gra-do di stress e bassi punteggi relativi all'ansia e alla depressione, 3) pazienti con buo-na consapevolezza del deficit, ma scarsa consapevolezza delle implicazioni funzio-nali e della necessità del trattamento, riportavano bassi livelli di ansia e depressio-ne. Va notato che quest'ultimo gruppo di pazienti era comunque affetto da deficit meno rilevanti e era andato incontro a un buon recupero funzionale nell'anno suc-cessivo al danno cerebrale. Kortte et al. (2003) suggeriscono che l'associazione tra negazione e depressione non è univoca né necessaria, piuttosto dipenderebbe dallo stile difensivo caratteristico del soggetto: una reazione depressiva sarebbe più pro-babile qualora la negazione del paziente è accompagnata da strategie di *coping* evi-tanti già evidenti precedentemente al danno cerebrale.

Levine (Levine et al., 1987) ha elaborato un'intervista semistrutturata per individuare la negazione. Essa è potenzialmente applicabile a varie condizioni patologiche. La Levine Denial of Illness Scale è stata sottoposta a validazione e mostra livelli soddi-sfacenti di attendibilità (Jacobsen e Lowery, 1992). Essa consiste in un questionario di 24 items, ciascuno dei quali esprime un particolare comportamento o atteggiamento indicativo di negazione. Alcuni ricercatori sostengono che l'incapacità di "aggiornare" lo schema corporeo negli emiplegici potrebbe essere dovuta a una mancata disponi-bilità psicologica a integrare l'arto paretico all'interno dell'immagine corporea. Inoltre, al fine di preservare il pregresso concetto del sé, questi soggetti opporrebbero resistenza alla realtà e svilupperebbero delle spiegazioni solo apparentemente razionali, se non chiaramente bizzarre, per integrare le discrepanze nella realtà. Quindi, la negazione costituirebbe l'estremo tentativo di preservare il proprio senso di identità, che di norma è basato in parte sulla propriocezione e in parte sul feedback proveniente da altre persone. In mancanza del primo fattore, il soggetto non si confronta con le informazioni esterne a sé, poiché non è in condizioni di verificarle direttamente.

È sempre più diffusa tra i ricercatori la convinzione che la negazione e l'anosognosia abbiano rilevanza per la prognosi e per l'esito del trattamento (Folks et al., 1988; Goldbeck, 1997; Gialanella et al., 2005). Sebbene la negazione della malattia sia spesso stata considerata come un ostacolo al recupero e alla riabilitazione, è stato anche riconosciuto un suo ruolo positivo nelle prime fasi della terapia, dal momento che proteggerebbe il paziente dalla depressione (Levenson et al., 1984; Levine et al., 1987; Godfrey et al., 1993). Al contrario, in un secondo momento la negazione assumerebbe una valenza disadattiva, poiché impedirebbe al paziente di utilizzare strumenti cognitivi ed emotivi adeguati nel gestire la situazione di stress cronico. Per questo motivo, Prigatano (2005) suggerisce un approccio psicoterapeutico per i soggetti in cui si rilevi un atteggiamento di negazione verso la malattia, per aiutarli ad affrontare in maniera più funzionale la situazione di stress e quindi a impegnarsi nel trattamento riabilitativo. Al contrario, in caso di anosognosia, un intervento di questo tipo evidentemente non avrebbe molto senso.

Disturbi neuropsichiatrici

Mentre la maggior parte delle ricerche si focalizza sull'anosognosia nell'emiplegia, altre linee di ricerca hanno preso in considerazione fenomeni clinici analoghi collegati a diversi disturbi neuropsichiatrici. Per esempio, Markovà e Berrios (1992a; 1992b) pongono in relazione i disturbi della consapevolezza con varie condizioni psichiatriche. Nella psicosi l'*insight* alterato può essere addirittura considerato costitutivo, poiché implica per definizione il distacco dalla realtà. Nelle demenze il decadimento dell'auto-consapevolezza è considerato una conseguenza del declino cognitivo. Infine, nei disturbi neurologici localizzati, un'alterata consapevolezza potrebbe essere ricondotta al danno organico stesso (come per esempio nello *stroke*).

Demenze

Un altro ambito in cui l'anosognosia è stata oggetto d'indagine è quello dei disturbi cognitivi, in particolare le demenze. In un articolo piuttosto recente (Spitznagel e Tremont, 2005) si afferma che alcuni fattori, come per esempio un alto livello scolastico e lavorativo del soggetto, possono rappresentare una sorta di protezione in grado di attutire il deficit cognitivo causato dalla demenza (teoria della Cognitive Riserve, CR). Nello studio illustrato in questo articolo, la CR si dimostra correlata all'anosognosia in pazienti con demenza lieve a prescindere dal grado di funzionamento cognitivo globale. Quindi, nonostante la relazione tra anosognosia e declino cognitivo sia comprovata da diverse ricerche, gli autori giungono a ipotizzare che l'anosognosia sia presente già prima della comparsa dei deficit funzionali. Infatti, soggetti con livelli più bassi di CR mostrano un'anosognosia più grave riguardo la perdita di memoria e le difficoltà di comunicazione.

Nella demenza fronto-temporale (FTD) la mancanza di consapevolezza rappresenta un importante elemento diagnostico specie nelle prime fasi della malattia. Essa è associata a ipoperfusione/ipometabolismo dell'emisfero destro, in particolare nel lobo frontale (Gil et al., 2001). Tali pazienti mostrano una massiccia perdita di auto-consapevolezza associata a evidenti difficoltà esecutive e compromissione della interazione sociale. Inoltre, essi non riescono a rendersi conto di alcun cambiamento comportamentale (Eslinger et al., 2005). Alcuni autori riportano casi di anosodiaforia più che di anosognosia vera e propria (Mendez e Shapira, 2005). Infatti, secondo questi autori l'apparente perdita di consapevolezza potrebbe in realtà essere una mancanza di interesse per la propria malattia o per i propri cambiamenti comportamentali, ovvero potrebbe trattarsi di apatia, anch'essa spesso correlata con disfunzioni frontali.

Se poniamo a confronto pazienti con FTD e soggetti con malattia di Alzheimer (AD) notiamo che i secondi presentano una maggiore consapevolezza comportamentale, quantomeno nella fase di esordio della patologia. Infatti, nell'AD la non-consapevolezza di malattia si sviluppa prevalentemente in uno stadio avanzato, mentre all'esordio i pazienti mantengono la consapevolezza dei loro deficit mnestici.

Lopez et al. (1993) hanno sottolineato il legame tra una diminuzione dell'efficienza delle funzioni frontali e l'anosognosia nell'AD (vedi anche Ott et al., 1996). Inoltre, Antoine et al. (2004) hanno riscontrato che la consapevolezza nell'AD è correlata a un'ipoperfusione della corteccia prefrontale dorso-laterale a destra. Quindi, l'anosognosia potrebbe essere il risultato di un generale disordine nei processi cognitivi che normalmente sono svolti dai lobi frontali. Un'altra ipotesi patogenetica per l'anosognosia nella demenza è riconducibile al modello DICE (Dissociable Interactions and Conscious Experience): ogni funzione cognitiva sarebbe governata dal preposto modulo funzionale (Schacter, 1990; Agnew e Morris, 1998). Questi moduli invierebbero messaggi sia a un sistema di consapevolezza (per cui percezioni, conoscenze e ricordi giungono alla coscienza), sia a un sistema esecutivo frontale (che organizza, integra e monitora le informazioni). Come vedremo meglio più avanti, la malattia di Alzheimer comporta tra le altre cose un deterioramento dei lobi frontali, il che potrebbe determinare un fallimento nell'integrazione di nuove esperienze negli schemi di autopercezione già stabilizzati. D'altra parte, Dalla Barba et al. (1995) non sono d'accordo con questa posizione perché una disfunzione frontale non rappresenterebbe una condizione necessaria per l'instaurarsi dell'anosognosia nella demenza. Recentemente, Kashiwa et al. (2005) hanno riscontrato una correlazione positiva tra la progressione della malattia e un peggioramento progressivo dell'anosognosia, in particolare per ciò che riguarda i deficit mnestici. La stessa tendenza si osserva nel caso della disinibizione comportamentale. Questi risultati portano a considerare l'anosognosia nell'AD come il risultato di una disfunzione a carico del sistema limbico e delle funzioni orbitofrontali, specie negli stadi finali della malattia. Tuttavia, Vogel et al. (2005), in uno studio in cui confrontano un campione di pazienti affetti da AD con uno di pazienti con Mild Cognitive Impairment (MCI), hanno riscontrato che: 1) le funzioni esecutive non risultano correlate con la consapevolezza di malattia in nessuno dei due campioni e 2) la gravità della demenza (espressa in termini di punteggi del Mini Mental State Examination) appare correlata positivamente con l'anosognosia, così come i disturbi comportamentali. Secondo gli autori, ciò potrebbe mettere in dubbio il ruolo della corteccia frontale nella consapevolezza di malattia in questo tipo di patologie. Gli autori spiegano la discrepanza tra i dati del loro studio e quelli della maggior parte di altre ricerche a favore del coinvolgimento frontale nell'anosognosia essi affermano che considerare le performance a test per funzioni esecutive come una diretta espressione dell'attività del lobo frontale costituisce un bias concettuale fuorviante, che porterebbe a deduzioni errate e indurrebbe ad ignorare l'eventuale ruolo di altre strutture, anche subcorticali. Viceversa, Vogel (Vogel et al., 2005) adotta come indicatore delle aree coinvolte nella funzione della consapevolezza il flusso ematico cerebrale. Le uniche aree significativamente correlate con l'anosognosia in questa ricerca sono risultate essere il giro frontale inferiore bilateralmente.

Alcuni autori spostano l'attenzione dalla localizzazione cerebrale della mancanza di consapevolezza ad altri fattori nella demenza. Per esempio, la non-consapevolezza dei deficit nell'AD può essere espressione di tratti di personalità e di strategie di *coping* antecedenti l'esordio patologico (Gainotti, 1975; Trouillet et al., 2003). Altri studi sull'anosognosia nell'AD hanno messo in luce strette correlazioni tra la consapevolezza del paziente e il declino cognitivo (Migliorelli et al., 1995; Starkstein et al., 2006). Gil et al. (2001) hanno realizzato una ricerca su pazienti con AD lieve e hanno tentato di mettere in correlazione il livello di consapevolezza misurato con il Self-Consciousness Questionnaire (una scala clinica basata su misure multidimensionali) con vari fattori tra i quali il livello scolastico, l'età, la durata della malattia e la gravità della demenza. La difficoltà di concentrare "l'attenzione sulla vita", dovuta ai deficit nell'elaborazione delle informazioni o nella capacità di sintesi, sembra costituire il denominatore comune dell'alterazione dell'auto-consapevolezza nell'AD. Analogamente, c'è un generale accordo sul deficit di consapevolezza riguardante alcune funzioni specifiche (affettive e cognitive), mentre altre difficoltà possono essere adeguatamente apprezzate dai pazienti stessi. Infatti, Kotler-Cope e Camp (1995) suggeriscono che nei pazienti con AD la consapevolezza di problemi psichiatrici e comportamentali viene conservata con maggiore successo di quella relativa a problemi cognitivi. Comunque, a oggi ancora nessuna ipotesi si è dimostrata in grado di spiegare l'eterogeneità delle alterazioni della consapevolezza nell'AD. Mangone et al. (1991) postulano che l'alterazione dell'*insight* nell'AD dovrebbe essere suddivisa in due componenti: la confabulazione (che rifletterebbe una disfunzione prefrontale) e l'anosognosia (che rifletterebbe una disfunzione nell'emisfero destro). Barrett et al. (2005) sottolineano che lo screening dell'anosognosia nei soggetti con AD dovrebbe includere le auto-valutazioni delle funzioni visuo-spaziali. Inoltre, può essere utile valutare la consapevolezza del soggetto rispetto alle funzioni mnestiche sia precedentemente che successivamente la valutazione della memoria. È evidente che la natura multidimensionale e i vari livelli di anosognosia relativi alla progressione della malattia nell'AD richiedono una disamina più approfondita delle distorsioni nell'auto-consapevolezza.

Psicosi e schizofrenia

Fin dalle prime descrizioni di Kraepelin degli stati psicotici effettuate agli inizi del '900, la mancanza di *insight* ha rappresentato un punto rilevante nell'approccio alle sindromi psicotiche e alla schizofrenia, sia da un punto di vista diagnostico e descrittivo, sia per le implicazioni prognostiche e terapeutiche che ne possono derivare. Infatti, la scarsa consapevolezza di malattia è stata spesso posta in correlazione con una scarsa aderenza al trattamento, a un insoddisfacente funzionamento dell'individuo, alla gravità della malattia e alla frequenza di ricadute (vedi per esempio David et al., 1995).

In una recente ricerca (Hasson-Ohayon et al., 2006) è stata indagata la relazione tra livello di *insight* e qualità di vita percepita in soggetti affetti da psicosi. È interessante notare che i pazienti con livelli più elevati di *insight* rispetto alla loro malattia riportavano un grado minore di benessere emotivo, una minore soddisfazione economica e uno status professionale più basso. Tuttavia, i soggetti che mostravano un miglior livello di *insight* rispetto alla necessità della terapia medica riportavano un grado di benessere emotivo più alto. In particolare, quando il soggetto è consapevole della propria malattia mentale, il vissuto di stigma sociale può comportare una diminuzione di motivazione e di impotenza. Viceversa, un *insight* relativamente integro può in alcuni soggetti aumentare la sensazione di poter controllare la situazione e favorire così la compliance con il trattamento. In definitiva, è evidente che sussiste una relazione bidirezionale tra differenti componenti dell'*insight* e qualità di vita, che possono quindi influenzarsi a vicenda, sebbene con esiti variabili e a volte apparentemente contrastanti.

Lo studio dell'*insight* nella psicosi è reso difficoltoso da vari ostacoli, anche perché i moderni approcci tendono a prendere in considerazione un costrutto multidimensionale di *insight*, costellato cioè da svariati attributi e componenti. Per esempio, la mancanza di accordo su definizioni comuni, di strumenti validi e viceversa il ricorso a categorizzazioni arbitrarie (Baier et al., 1998) spesso rendono vani gli sforzi dei ricercatori.

In generale, perché si possa parlare di *insight* in un paziente psicotico, questi deve essere in grado di riconoscere di essere affetto da un disturbo mentale, deve riuscire ad ammettere che alcune sue esperienze hanno carattere patologico e di avere bisogno di cure. Alcuni soggetti affermano, ad un livello razionale superficiale, di avere una malattia mentale ed anche di andare incontro ad esperienze insolite di tipo sintomatico. Tuttavia, indagando più approfonditamente emerge spesso la tendenza a ripetere qualcosa che è stato precedentemente spiegato loro piuttosto che una vera e propria convinzione in merito. Beck (Beck et al., 2004) si riferisce a questo fenomeno come ad una dissociazione tra *insight* intellettuale ed *insight* emozionale. In particolare, i pazienti con schizofrenia sembrano essere poco sensibili ai feedback provenienti dall'esterno, dal momento che essi non sono in grado di prendere le distanze dalle proprie distorsioni, ovvero mancano della capacità di auto-riflessione. Al contrario, i soggetti non psicotici possono anche fraintendere o interpretare in maniera non del tutto corretta gli eventi reali, tuttavia essi mantengono la capacità di riflettere sulle proprie esperienze e di modificare le proprie conclusioni ed opinioni. Da notare che uno scarso *insight* rispetto a sintomi negativi sembra essere maggiormente correlato a deficit cognitivi, mentre la non-consapevolezza dei sintomi positivi appare maggiormente attribuibile a meccanismi difensivi (Rüsch, Corrigan, 2002).

I modelli patogenetici della mancanza di *insight* nella psicosi sono riconducibili a tre approcci (Cooke et al., 2005): 1) clinico: l'*insight* deficitario è concettualizzato come un sintomo primario che origina dal processo psicopatologico stesso, 2) neuropsicologico: la mancanza di *insight* è il risultato di deficit neurocognitivi secondari ad una disfunzione cerebrale e 3) psicologico: un *insight* scarso è l'esito di una strategia difensiva psicologica con finalità protettiva contro un evento stressante (la malattia stessa). Mentre i dati sperimentali forniscono ben poco supporto all'impostazione clinico-empirica (anche a causa della sua intrinseca insufficiente capacità di generare ipotesi testabili), le ricerche in campo neuropsicologico hanno spesso evidenziato nei pazienti psicotici difficoltà nel rilevare errori, perseverazione, deficit mnestici ed una relazione con il deterioramento cognitivo generale e con un basso QI. Ad esempio, Aleman et al. (2006), compiendo una metanalisi su 33 ricerche, ipotizzano che la scarsa consapevolezza di malattia nella psicosi sia determinata per lo più da un'insufficiente flessibilità cognitiva, che normalmente consente di valutare i propri pensieri, comportamenti e percezioni. Infatti, i pazienti che mostravano scarso *insight* commettevano anche un elevato numero di errori perseverativi in test come il Wisconsin Card Sorting Test (Baum e Edwards, 2001). Inoltre, in base ai risultati di questa ricerca, nei pazienti affetti da disturbi psicotici meno gravi, le funzioni esecutive e attentive erano le sole ad essere compromesse, mentre in soggetti affetti da schizofrenia conclamata si riscontrava una compromissione cognitiva globale. Viceversa, gli autori hanno rilevato solo una debole, seppur statisticamente significativa, correlazione tra *insight* e funzionamento cognitivo generale, e tra *insight* e QI. In questo modo, un minimo livello di QI sarebbe necessario affichè il soggetto possa esprimere dei giudizi di auto-riflessione e soprattutto di auto-monitoraggio sulle esperienze anomale o ambigue (ad es., allucinazioni).

Nei soggetti schizofrenici con *insight* deficitario il riscontro neuroanatomico più frequente riguarda la compromissione della corteccia dorsolaterale prefrontale

(DLPFC) e di quella orbitofrontale (OFC) (Cooke et al., 2005). Shad et al. (2006) hanno recentemente avanzato l'ipotesi che anomalie della DLPFC possano comportare interferenze principalmente nell'auto-monitoraggio, mentre se le anomalie sono localizzate nella OFC, esse potrebbero essere alla base di un'attribuzione distorta dei sintomi, mediata da una salienza alterata nella percezione dei sintomi stessi. In particolare, gli autori sostengono che una riduzione del volume nella DLPFC a destra, ma non a sinistra, nei soggetti schizofrenici possa determinare una riduzione dell'*insight* interferendo con le operazioni cognitive relative alla consapevolezza e alla corretta attribuzione dei sintomi. Anche Flashman et al. (2001) attribuiscono alla DLFPC la capacità di auto-monitoraggio e localizzano nel giro del cingolo componenti della working memory. In effetti, i soggetti affetti da schizofrenia spesso mostrano deficit nella memoria a breve termine. Quindi, differenti aree del lobo frontale sembrano correlate con aspetti diversi e specifici dell'inconsapevolezza. Analogamente, Cooke et al. (2005) riportano una riduzione del volume del giro frontale mediale bilaterale, del giro retto destro e del giro cingolato anteriore sinistro, giungendo così alla conclusione che il deficit di consapevolezza nella psicosi può essere attribuito ad alterazioni a carico di specifiche subregioni lobari frontali.

Comunque, questi risultati sono ancora in fase di verifica, ed è noto un interessante dibattito sul ruolo giocato da eventuali danni al lobo frontale nel determinare la non-consapevolezza nella schizofrenia (Pia e Tamietto, 2006). Inoltre, partendo da considerazioni relative a questioni metodologiche, Baier et al. (1998) notano una generale mancanza di accuratezza nella ricerca relativa all'*insight*, dovuta per lo più alla ridotta numerosità dei campioni, a metodi statistici parametrici inappropriati ed alla tendenza a non adattare i livelli di significatività in caso di confronti statistici multipli. Argomentazioni simili portano anche Cuesta et al. (2006) a dubitare dell'attendibilità sia degli studi basati sulle neuroimmagini, sia di quelli che prevedono performance neuropsicologiche. L'opinione di questi autori è che la mancanza di *insight* sia una manifestazione primaria della psicosi influenzata, in maniera decisiva, dal background culturale del paziente. Infatti, sebbene una base neurologica di questo disturbo sia innegabile, la consapevolezza di malattia è una funzione psicologica talmente complessa che non è verosimile tentare di localizzarla in un'unica struttura cerebrale.

Sono stati elaborati numerosi strumenti per valutare l'*insight* nella psicosi (McEvoy et al., 1989; Birchwood et al., 1994), alcuni dei quali prevedono l'utilizzo di scale dicotomiche o ordinali (Cuesta e Peralta, 1994), mentre altri impiegano scale inizialmente più sofisticate e successivamente ridotte a punteggi o categorie dicotomiche per motivi statistici (Lysaker e Bell, 1994). In effetti, gli strumenti più recenti sono dotati di maggiore precisione e sono costruiti con maggiore accuratezza. Ad esempio, Markovà e Berrios (1992a; vedi anche Markovà et al., 2003) hanno elaborato la Insight Scale (IS), partendo da una concettualizzazione dell'*insight* come sub-categoria del concetto più ampio di auto-consapevolezza. Di conseguenza, la scala da loro proposta non mira solo a valutare la consapevolezza di malattia, bensì indaga anche l'influenza della patologia sulle interazioni tra il soggetto e il suo ambiente. Al contrario, la Beck Cognitive Insight Scale (BCIS; Beck et al., 2004) consiste in un questionario auto-compilato con items riguardanti l'obiettività del paziente, la capacità riflessiva, l'apertura al feedback e le modalità relative ai processi decisionali. Inoltre, l'analisi fattoriale ha permesso di ricavare dai 15 items del questionario due fattori principali: l'autoriflessione (*self-reflectiveness*) e la fiducia in sé (*self-certainty*) (Pedrelli et al., 2004). Il primo si riferisce alla capacità di rendersi conto delle proprie debolezze, il secondo rispecchia la misura in cui il soggetto è convinto delle proprie opinioni. Un altro strumento utilizzato frequentemente per gli stessi scopi è la Scale to Assess Unawareness of Mental Disorder (SUMD-A; Amador et al., 1994), la quale valuta la consapevolezza rispetto alla malattia mentale e alle conseguenze della malattia, illusioni e allucinazioni, effetti della terapia farmacologia e aspetti affettivi, come l'anedonia e l'asocialità.

Disturbi dell'umore

Il deficit di *insight* è stato studiato particolarmente nella psicosi e nella schizofrenia, mentre esistono meno evidenze nei disturbi dell'umore. Tra le prime ricerche che si sono occupate di questo argomento ricordiamo quella di Peralta e Cuesta (1998), i quali nel loro campione di pazienti con episodi maniacali e/o di depressione maggiore hanno rilevato che: a) i pazienti in fase maniacale presentavano un deficit dell'*insight* più pronunciato che non i pazienti depressi; b) i pazienti depressi con psicosi mostravano un *insight* più compromesso di quelli non affetti da psicosi; c) i pazienti con mania presentavano una riduzione di consapevolezza a prescindere dalla presenza di sintomi psicotici. Inoltre, le variabili socio-demografiche non sembravano avere influenza sull'entità del deficit di consapevolezza. Altri ricercatori hanno confermato che i pazienti bipolari generalmente mostrano un *insight* più deficitario rispetto a pazienti con depressione unipolare (Amador et al., 1994; Michalakeas et al., 1994). Alcuni autori, come Sturman e Sproule (2003), tendono a precisare di aver riscontrato differenze rilevanti tra gruppi diagnostici solo nella fase acuta della malattia. In questa fase i pazienti che vanno incontro a episodi acuti maniacali mostrano livelli significativamente più bassi di *insight* di coloro che soffrono di un episodio depressivo (vedi anche Dell'Osso et al., 2000). Gli stessi autori propongono una revisione della Birchwood Scale per le psicosi, adattamento che ha portato all'elaborazione della Mood Disorders Insight Scale (MDIS; Sturman e Sproule, 2003). Essa consiste in una scala auto-compilata, basata su un'ampia definizione di *insight*, in cui confluiscono le indicazioni di David (1990) e Amador et al. (1994) riguardo la consapevolezza dei sintomi, l'attribuzione di questi ultimi alla malattia e la compliance.

Yen et al. (2005) hanno impiegato la MDIS per studiare l'*insight* nei pazienti depressi e la sua eventuale associazione con la gravità dei sintomi depressivi, il livello di auto-stigmatizzazione, le caratteristiche socio-demografiche e il decorso della malattia. I risultati rivelano che i soggetti più giovani e più gravemente malati presentano una capacità di *insight* maggiore rispetto alla propria condizione patologica, mentre un disturbo depressivo maggiore e un livello scolastico più elevato sono correlati a un *insight* sostanzialmente integro per ciò che concerne l'attribuzione dei sintomi. Infine, i soggetti con un disturbo depressivo maggiore avrebbero più probabilità di conservare la consapevolezza della necessità del trattamento rispetto a quelli con altre tipologie di depressione. In uno studio di poco precedente, Yen et al. (2004) avevano messo in discussione il fatto che un *insight* deficitario fosse una caratteristica preminente del disturbo bipolare, avendo riscontrato nel loro campione che la maggior parte dei soggetti conservavano una buona coscienza di malattia. Tuttavia, bisogna precisare che, rispetto ad altre ricerche, quella di Yen et al. (2004) vedeva protagonista un campione di pazienti in fase di remissione della sintomatologia. Gli autori tendevano anche a sfatare l'affermazione secondo cui la risoluzione dei sintomi maniacali si accompagnerebbe a un miglioramento dell'*insight*, in quanto alcuni soggetti, nonostante un miglioramento nella sintomatologia, continuavano a mostrare dei deficit di consapevolezza. Nonostante ciò, gli autori si mostravano cautamente ottimisti riguardo la possibilità di recupero dei pazienti bipolari attraverso interventi individuali o di gruppo finalizzati al recupero di un *insight* adeguato.

Anche il problema della comorbidità è stato affrontato raramente. Una delle ricerche svolte in tale direzione è italiana (Pini et al., 2003) e prende in considerazione la codiagnosi di disturbo bipolare e di disturbi d'ansia. In particolare, gli autori hanno esaminato un campione di pazienti con disturbo bipolare con e senza fobia sociale, disturbo ossessivo-compulsivo e attacchi di panico. I risultati suggeriscono che i disturbi d'ansia sono associati a livelli più elevati di *insight* in pazienti bipolari; tuttavia, il disturbo da attacchi di panico appare caratterizzato da *insight* deficitario, rispetto alla fobia sociale e al disturbo ossessivo-compulsivo. Ciò può indurre a ipotizzare che una polarizzazione sul versante somatico porti il paziente a distogliere l'attenzione dalla mentalizzazione della propria malattia. Nonostante ciò, gli autori non riescono a chiarire la relazione che lega i disturbi d'ansia e l'*insight*: in altre parole, non riescono a spiegare se si tratti di una semplice cooccorrenza determinata da un terzo fattore comune o se invece si tratti di una relazione di tipo causale.

Il recente interesse per i deficit di coscienza di malattia nei disturbi dell'umore ha stimolato anche l'impiego delle tecniche di neuroimmagini. Per esempio, Burdick et al. (2005) sostengono che la tendenza dei pazienti con sintomatologia maniacale a sottostimare sensibilmente le proprie difficoltà sarebbe riconducibile a disfunzioni della corteccia prefrontale, già poste in correlazione da altri studi con gli stati maniacali, i deficit esecutivi e i deficit di *insight*. Gli autori citano a sostegno della loro ipotesi una ricerca di Stoll et al. (2000) in cui le aree cerebrali che sembrano mediare le variazioni d'umore comprenderebbero le strutture paralimbiche anteriori, tra cui in particolare la corteccia prefrontale, il cingolo anteriore, il talamo, i gangli della base e aree del lobo temporale.

Conclusioni

In questo manuale abbiamo voluto fornire un'ampia panoramica sui disturbi della consapevolezza nelle malattie neuropsichiatriche, inquadrandoli in un'ottica critica, al fine di chiarire le attuali conoscenze, le questioni ancora oggetto di dibattito e le aree ancora da esplorare. Per fare ciò abbiamo preso in considerazione e confrontato una vasta serie di contributi teorici, clinici e sperimentali, esaminando aspetti epistemologici, patogenetici e descrittivi dei disturbi della consapevolezza di malattia. Inoltre, abbiamo tentato di tracciare analogie e differenze di tali deficit in diverse condizioni neuropsichiatriche, quali le psicosi, la malattia di Alzheimer e i disturbi dell'umore.

Un primo dato che emerge chiaramente è la natura fenomenologica multidimensionale (Sturman e Sproule, 2003) con cui si presentano i disturbi della consapevolezza di malattia. In primo luogo, essa non appare come un fenomeno monolitico, ma comprende diversi aspetti e componenti (David, 1990; Fleming et al., 1996; Baier et al., 1998; Markovà e Berrios, 2001; Beck et al., 2004; Marcel et al., 2004; Bach e David, 2006) le cui manifestazioni cliniche possono variare in misura più o meno ampia non solo in relazione alla patologia cui si riferiscono, ma anche a livello intersoggettivo in pazienti affetti dalla stessa condizione patologica e addirittura a livello intrasoggettivo in funzione del passare del tempo (Prigatano, 1999; Jehkonen et al., 2006). Le differenze qualitative (le modalità) e quantitative (l'intensità e l'estensione) che caratterizzano i deficit di consapevolezza di malattia comportano inevitabilmente una diffusa confusione epistemologica e terminologica (Ownsworth et al., 2006). Questo secondo dato emerge dalla nostra revisione. Infatti, se da un lato svariati autori hanno cercato di porre ordine in materia (per esempio David, 1990; Prigatano e Schacter, 1991; Markovà e Berrios, 1992b e 1995; Cooke et al., 2005), espressioni come "consapevolezza di malattia", "anosognosia" e *insight* non trovano ancora una definizione chiara e univoca e rischiano quindi di essere utilizzati in maniera genericamente interscambiabile. In linea generale, la tendenza più diffusa è quella di indicare con "anosognosia" la mancanza di consapevolezza nell'emiplegia e nelle condizioni patologiche imputabili a un danno cerebrale accertabile, mentre il termine "mancanza di *insight*" viene per lo più riservato ai disturbi di consapevolezza nelle psicosi, nelle demenze e nei disturbi dell'umore.

Si sta facendo strada l'ipotesi di inglobare nel termine "anosognosia" tutte le alterazioni di consapevolezza di malattia, sia in base alle analogie riportate sul piano descrittivo, sia in base a recenti studi neuroanatomici che sembrano confermare una patogenesi comune sia negli emiplegici che nei pazienti affetti da psicosi o da malattie degenerative come le demenze (Amador et al., 1993; Flashman et al., 2001; Cooke et al., 2005; Cosentino e Stern, 2005; Pia e Tamietto, 2006; Shad et al., 2006).

Infine, una proposta di sintesi rispetto alle due posizioni precedenti potrebbe essere quella di parlare di "anosognosie", in riferimento ai vari subtipi del fenomeno in questione (Jehkonen et al., 2006). Un ulteriore elemento fonte di confusione può essere rappresentato dal meccanismo difensivo psicologico della negazione di malattia, che può presentarsi apparentemente in veste simile all'anosognosia. Tuttavia, è ormai chiaro che negazione e mancanza di consapevolezza vanno distinte, essendo caratterizzate da processi causali e da manifestazioni comportamentali differenti (Levine et al., 1987; Prigatano e Klonoff, 1998).

Il terzo punto messo a fuoco in questo manuale riguarda le procedure di valutazione e diagnosi dei disturbi di consapevolezza di malattia. Naturalmente, le incertezze in ambito concettuale, la multidimensionalità del fenomeno e le multiformi manifestazioni cliniche, hanno reso alquanto difficoltoso creare strumenti validi e attendibili. Nonostante ciò, si è passati da semplici procedure di rilevazione della presenza/assenza del deficit di consapevolezza, a una sua esplorazione più analitica, con questionari che consentono di discriminare le diverse dimensioni della consapevolezza di malattia così come di distinguere l'anosognosia dalla negazione. Nonostante questi progressi, i test a disposizione appaiono ancora eccessivamente focalizzati su aspetti parziali del fenomeno, per cui nessuno degli strumenti attualmente disponibili è sufficientemente esaustivo. Inoltre, i metodi di *scaling* e le procedure statistiche utilizzate si sono dimostrati spesso inadeguati e approssimativi. Per questo motivo, riteniamo auspicabile la messa a punto di una batteria diagnostica in grado di cogliere le varie componenti del fenomeno e basate su definizioni operative in grado di rispecchiare l'estensione e l'intensità del deficit nel modo più attendibile possibile. A tal fine, sarebbe bene includere sia items verbali sia prove non verbali, per verificare l'eventuale discrepanza tra consapevolezza verbale e consapevolezza non-verbale (Marcel et al., 2004; Vuillemier, 2004; Jehkonen et al., 2006).

Ovviamente, la mancanza di chiarezza concettuale da una parte e l'elevata variabilità delle procedure diagnostiche dall'altra rendono ancora più complessa la comprensione delle reali dimensioni dei fenomeni relativi alla consapevolezza di malattia. Infatti, definizioni diverse, strumenti non omogenei e campioni di varia composizione hanno portato a diagnosticare e valutare l'anosognosia in modo differente da ricerca a ricerca. Ciò a sua volta rende difficile, se non metodologicamente sbagliato, confrontare i risultati degli studi sulla prevalenza ed incidenza dell'anosognosia.

Infine, rimangono oggetto di dibattito le ipotesi patogenetiche dei deficit di consapevolezza. Le nuove tecniche di neuroimmagini contribuiscono notevolmente al chiarimento di tale questione. Esse hanno permesso infatti di evidenziare la netta prevalenza dei deficit di consapevolezza in pazienti con lesioni cerebrali dell'emisfero destro, il frequente coinvolgimento delle aree corticali prefrontali e parieto-temporali e il ruolo di alcune aree sub-corticali, in particolare il talamo e l'insula. Sebbene molti autori convergano su questi dati, l'eterogeneità delle evidenze neuro-anatomiche sembra suggerire che l'auto-consapevolezza sia mediata da aree cerebrali variamente localizzate nel sistema nervoso centrale forse connesse da specifici circuiti.

Oltre agli studi neuro-anatomici, sono state elaborate numerose ipotesi patogenetiche di natura neuropsicologica. Uno dei modelli attualmente più accreditati per l'anosognosia nell'emiplegia è rappresentato dalla *feedforward hypothesis*, la cui versione originale elaborata da Heilman (1991; Heilman et al., 1998) è stata successivamente riveduta e integrata da altri autori. Tuttavia, a oggi, nessun modello, preso singolarmente, appare in grado di rendere conto della varietà delle manifestazioni cliniche dell'anosognosia, tanto che una delle critiche più frequenti alle ipotesi di volta in volta avanzate è la parziale spiegazione di limitati aspetti del fenomeno e il conseguente fallimento a illustrarlo nella sua globalità. D'altra parte, la consapevolezza è una funzione complessa del pensiero umano, quindi, come è inverosimile tentare di localizzarla in un'unica struttura o area cerebrale, così è necessario elaborare modelli eziopatogenetici multidimensionali, che tengano conto di numerose variabili e che siano in grado di porre in relazione processi di natura diversa quali quelli cognitivi ed emozionali.

PARTE 2
Questionari diagnostici

Questionari per la consapevolezza del deficit senso-motorio conseguente a ictus o danno cerebrale di origine traumatica

Scala di Bisiach per l'anosognosia

Bisiach E, Vallar G, Perani D, Papagno C, Berti A*

L'esame viene effettuato dal medico mediante domande semistrutturate e prove neurologiche. Il cut-off per la diagnosi di anosognosia è solitamente stabilito a 1, ma recentemente è stato suggerito di diagnosticare l'anosognosia solo per punteggi ≥2. Ciascuna area ottiene un punteggio separato e indipendente dalle altre.

(a) Anosognosia per il deficit motorio
Punteggio 0
Il paziente riferisce il deficit di forza spontaneamente o dopo una <u>domanda generale</u> riguardo ai suoi problemi di salute.

Punteggio 1
Il paziente riconosce il deficit di forza solo dopo <u>una domanda generale relativa agli arti</u>: "Le braccia/gambe funzionano bene, sono a posto, o hanno qualche problema?".

Punteggio 2
Il paziente riconosce il deficit di forza solo dopo una <u>domanda specifica</u> relativa alla forza e al movimento degli <u>arti di sinistra</u>: "Muove il braccio/la gamba sinistra come la destra? Il braccio/la gamba sinistra è forte come la destra?".

Punteggio 3
Il paziente riconosce il deficit di forza agli arti di sinistra solo dopo che esso gli è stato dimostrato mediante l'<u>esame neurologico</u> (manovra di Mingazzini/Barrè).

Punteggio 4
Il paziente <u>non riconosce</u> il deficit di forza.
L'esame viene condotto separatamente per l'<u>arto superiore</u> e per quello <u>inferiore</u>.

(b) Anosognosia per il deficit sensoriale
Punteggio 0
Il paziente riferisce il deficit di sensibilità tattile spontaneamente o dopo una <u>domanda generale</u> riguardo ai suoi problemi di salute.

* Riprodotto da Bisiach E, Vallar G, Perani D et al. (1986) Unawareness of disease following lesions of the right hemisphere: anosognosia for hemiplegia and anosognosia for hemianopia. Neuropsychologia 24:471-482, ©1986, con il permesso di Elsevier [traduzione per gentile concessione di Giuseppe Vallar].

Punteggio 1
Il paziente riconosce il deficit di sensibilità tattile solo dopo una <u>domanda generale relativa agli arti</u>: "Le braccia/gambe funzionano bene, sono a posto, o hanno qualche problema?".

Punteggio 2
Il paziente riconosce il deficit di sensibilità tattile solo dopo una <u>domanda specifica</u> relativa alla sensibilità degli <u>arti di sinistra</u>: "La sensibilità al braccio/gamba sinistra è come a destra?".

Punteggio 3
Il paziente riconosce il deficit di sensibilità tattile agli arti di sinistra solo dopo che esso gli è stato dimostrato mediante <u>l'esame neurologico</u> (esame della sensibilità tattile a occhi aperti).

Punteggio 4
Il paziente <u>non riconosce</u> il deficit di sensibilità tattile.
L'esame viene condotto separatamente per <u>l'arto superiore</u> e per quello <u>inferiore</u>.

(c) Anosognosia per il deficit di campo visivo
(L'esame viene condotto separatamente per gli <u>emi-campi superiore e inferiore</u>)
Punteggio 0
Il paziente riferisce il deficit di visione a sinistra (anche "lato" o "occhio") spontaneamente o dopo una <u>domanda generale</u> riguardo ai suoi problemi di salute.

Punteggio 1
Il paziente riconosce il deficit di forza solo dopo una <u>domanda generale relativa alla vista</u>: "Ci vede bene?".

Punteggio 2
Il paziente riconosce il deficit di visione a sinistra solo dopo una <u>domanda specifica</u> relativa alla <u>visione nella parte sinistra del campo</u>: "A sinistra vede come a destra?".

Punteggio 3
Il paziente riconosce il deficit di visione a sinistra solo dopo che gli è stato dimostrato mediante l'<u>esame neurologico</u> (esame del campo visivo, metodo del confronto).

Punteggio 4
Il paziente <u>non riconosce</u> il deficit di campo visivo.

Questionario per l'anosognosia

Starkstein SE, Fedoroff P, Price TR, Leiguarda R, Robinson RG*

Le domande vengono poste dal medico in successione. Il punteggio viene assegnato alla fine ed è riferito all'intervista nella sua globalità. Esso viene assegnato secondo le seguenti indicazioni:

- Punteggio = 0   Il disturbo viene dichiarato o nominato spontaneamente in seguito a domande generiche sulle difficoltà del paziente.
- Punteggio = 1   Il disturbo viene dichiarato solo in seguito a domande specifiche sulla forza dell'arto del paziente o sui problemi di vista.
- Punteggio = 2   Il disturbo viene ammesso solo in seguito a dimostrazioni pratiche attraverso tecniche di routine nell'esame neurologico.
- Punteggio = 3   Il disturbo non viene ammesso.

1. Perché è qui?
2. Qual è il suo problema?
3. C'è qualcosa che non va nelle sue braccia o nelle sue gambe?
4. C'è qualcosa che non va nella sua vista?
5. Il suo arto è debole, paralizzato o intorpidito?
6. Che sensazioni le dà il suo arto?

Se viene espressa negazione, porre le seguenti domande:
a. (con il braccio alzato) Cos'è questo?
b. Può alzarlo da solo?
c. Ha dei problemi evidenti con questo braccio?
d. (alla richiesta di alzare entrambe le braccia) Non vede che le due braccia non sono alla stessa altezza?
e. (alla richiesta di identificare i movimenti delle dita all'interno e all'esterno del campo visivo) Non vede che ha dei problemi con la vista?

* Riprodotto da Starkstein SE, Fedoroff JP, Price TR et al. (1992) Anosognosia in patients with cerebrovascular lesions: a study of causative factors. Stroke 23:1446-1453, con il permesso di Lippincott Williams & Wilkins [traduzione di Orfei MD e Spalletta G].

Intervista per l'autoconsapevolezza del deficit

(Self Awareness of Deficits Interview - SADI)
Fleming JM, Strong J, Ashton R*

Il clinico deve porre le domande in successione. Per la prima e la seconda area (Consapevolezza del deficit e Consapevolezza delle implicazioni funzionali del deficit), dopo aver posto le domande generali, indagare i diversi tipi di abilità o di attività elencati nelle Indicazioni, qualora il paziente non le nomini spontaneamente. Ciascuna area ottiene un punteggio separato e indipendente dalle altre. Per l'assegnazione del punteggio seguire le istruzioni indicate.

1. Consapevolezza del deficit   Punteggio 0 1 2 3
– Direbbe di essere in qualche modo diverso rispetto
  a come era prima della malattia? Se sì, in che cosa?
– Sente che qualcosa in lei o nelle sue capacità è cambiato?
– Le persone che la conoscono bene notano qualcosa
  di diverso in lei dal momento della malattia? Se sì, che cosa?
– Secondo lei, quali sono le sue difficoltà (se ne ha) dovute
  alla malattia? Qual è l'aspetto/l'abilità più importante
  su cui ha bisogno di lavorare/che vorrebbe migliorare?

Indicazioni
• Abilità fisiche (movimenti delle braccia e delle gambe,
  equilibrio, vista, faticabilità ecc.)?
• Funzioni cognitive superiori (memoria, orientamento,
  concentrazione, problem-solving, decisionalità,
  organizzazione, programmazione)?
• Abilità sociali (controllo del comportamento,
  stare insieme alle altre persone, comunicazione)?
• Cambiamenti nella personalità (umore, pensieri,
  comportamenti, irritabilità ecc.)?
• Ci sono altre difficoltà che non ho nominato? (specificare)

2. Consapevolezza delle implicazioni funzionali dei deficit   Punteggio 0 1 2 3
Il suo danno cerebrale influisce in qualche modo
nella sua vita quotidiana? Se sì, come?
Indicazioni
• Nella autonomia personale?
• Nel gestire i soldi?

---

* Riprodotto da Fleming JM, Strong J, Ashton R (1996) Self-awareness of deficits in adults with traumatic brain-injury: how to measure? Brain Inj 10:1-15, con il permesso di Taylor & Francis Ltd (*www.tandf.co.uk/journals*) [traduzione di Orfei MD e Spalletta G].

- Nel badare alla famiglia/gestire la casa?
- Nel guidare?
- Nel lavoro/studio?
- Nei divertimenti/vita di relazione?

3. Capacità di stabilire obiettivi realistici   Punteggio 0 1 2 3
- Quali risultati spera di raggiungere nei prossimi 6 mesi?
- Ha qualche obiettivo? Se sì, quale?
- Tra 6 mesi cosa pensa che starà facendo? Dove pensa che sarà?
- Pensa che il suo danno cerebrale inciderà ancora sulla sua vita
  tra 6 mesi? Se sì, come? Se no, ne è sicuro?

Modalità di scoring della SADI
Area 1: consapevolezza dei deficit
- Punteggio = 0   Il paziente riferisce difficoltà cognitive/psicologiche effettivamente rilevanti, in risposta a domande generali, o comunque le ammette in risposta a domande specifiche.
- Punteggio = 1   Vengono riferite alcune difficoltà cognitive/psicologiche, ma altre vengono negate o minimizzate. Il paziente può mostrare la tendenza a concentrarsi su cambiamenti fisici relativamente minori (per esempio, graffi) e ammette difficoltà cognitive/psicologiche solo in risposta a domande specifiche sui deficit.
- Punteggio = 2   Vengono ammessi solo deficit fisici; il paziente nega, minimizza o è incerto riguardo a cambiamenti cognitivi/psicologici. Il paziente può ammettere i problemi insorti immediatamente dopo il danno cerebrale, ma nega l'esistenza di deficit duraturi, oppure può affermare che le altre persone pensano vi siano dei deficit, ma lui non è d'accordo.
- Punteggio = 3   Nessuna consapevolezza dei deficit (tranne di quelli fisici evidenti), oppure il paziente ammette solo limiti che gli sono stati "imposti", per esempio non gli viene permesso di guidare o bere alcolici.

Area 2: consapevolezza delle implicazioni funzionali dei deficit
- Punteggio = 0   Il paziente descrive con precisione la sua attuale condizione funzionale (nell'autonomia personale, nel lavoro/studio, nel divertimento, nella gestione della casa, nel guidare) e specifica in che modo il suo danno cerebrale limita la sua funzionalità (in maniera realistica) e/o le strategie compensatorie adottate per superare tali difficoltà.
- Punteggio = 1   Il paziente riferisce alcune implicazioni funzionali in seguito a domande o esempi di problemi relativi all'autonomia di vita, al lavoro, al guidare, il divertimento ecc. Il paziente può apparire incerto

riguardo altre difficoltà funzionali, per esempio non è in grado di dire perché ancora non ha ripreso una qualche attività.

- Punteggio = 2 Il paziente ammette alcune conseguenze funzionali dei deficit, ma minimizza l'importanza di tali problemi. Altre implicazioni funzionali sono attivamente negate.
- Punteggio = 3 Il paziente mostra una scarsa consapevolezza delle conseguenze funzionali; egli non ammette le difficoltà, tranne per il fatto che non gli è permesso attuare dei comportamenti pericolosi, come bere o guidare.

Area 3: capacità di stabilire obiettivi realistici

- Punteggio = 0 Il paziente si pone degli obiettivi realistici e riconosce che il danno cerebrale continuerà probabilmente a influenzare alcune aree funzionali, per cui le mete future sono state in qualche modo modificate dopo la malattia.
- Punteggio = 1 Il paziente si pone degli obiettivi in qualche misura irrealistici, oppure non è in grado di specificare una meta, ma ammette che avrà ancora delle difficoltà in futuro in qualche area funzionale, per cui suppone che alcuni obiettivi andranno modificati, anche se ancora non lo ha fatto.
- Punteggio = 2 Il paziente si prefigge degli obiettivi irrealistici oppure non è in grado di specificare un obiettivo e non sa cosa potrà fare tra 6 mesi, ma spera di tornare come prima della malattia, per cui non è necessaria alcuna modifica degli obiettivi.
- Punteggio = 3 Il paziente si aspetta senza dubbi che tra 6 mesi tornerà nelle stessi condizioni antecedenti la malattia (o anche a un livello più alto).

Scala clinica di valutazione di anosognosia e negazione del deficit in seguito a danno cerebrale
Subscala di autoconsapevolezza del deficit
(Impaired Self Awareness Scale – Subscala ISA)
Prigatano GP, Klonoff PS*

Ogni item è costituito da un comportamento osservato dal medico in varie situazioni (esame neurologico, somministrazione di test neuropsicologici, colloquio clinico. ecc.). Segnare se la caratteristica comportamentale è presente (si) o meno (no). Se essa è presente assegnare un punteggio da 1 a 10, tenendo presente che: 1-3 = lieve, 4-6 = moderato, 7-10 = grave. Se la caratteristica non è presente assegnare direttamente 0.

	Sì	No	(0-10)
1. Il paziente non riferisce spontaneamente alcun problema neuropsicologico dall'esordio del danno cerebrale.	☐	☐	☐
2. Se interrogato, il paziente afferma di non avere problemi, oppure se qualche difficoltà viene parzialmente ammessa, il paziente la percepisce come meno grave di quanto riferito dal *caregiver*.	☐	☐	☐
3. Il paziente mostra una scarsa reazione emotiva nel corso dell'intervista nel sentire che ha maggiori problemi di quanto lui sia consapevole.	☐	☐	☐
4. Il paziente appare perplesso quando viene informato sulla sua condizione.	☐	☐	☐
5. Il paziente, se interrogato sulle incongruenze nelle sue percezioni rispetto a quelle dei medici e del *caregiver*, non offre argomentazioni logiche a sostegno del proprio punto di vista.	☐	☐	☐
6. Il paziente non sembra comprendere l'impatto interpersonale o sociale del deficit.	☐	☐	☐
7. Il paziente spesso mostra comportamenti indicativi di difficoltà nell'iniziare, controllare, pianificare e in altre funzioni cerebrali superiori mediate dai sistemi frontale e limbico.	☐	☐	☐
8. Il *caregiver* nota che il paziente non sembra comprendere appieno una evidente difficoltà comportamentale, nonostante le informazioni dategli e nonostante il passare del tempo (ciò può essere espresso mediante un commento spontaneo o dietro esplicita domanda).	☐	☐	☐
9. Il paziente può avere difficoltà nell'avviare e controllare autonomamente un comportamento, tuttavia è in grado di lavorare su un compito qualora gli venga fornito uno stimolo da un operatore di sua fiducia.	☐	☐	☐
10. Il paziente mostra una "perplessità cognitiva" e/o nessuna reazione emotiva quando non riesce a risolvere delle prove neuropsicologiche nel corso della riabilitazione o dei test.	☐	☐	☐

* Riprodotto da Prigatano GP, Klonoff PS (1998) A clinician's rating scale for evaluating impaired self-awareness and denial of disability after brain injury. Clin Neuropsychol 12:66 [traduzione di Orfei MD e Spalletta G].

Questionario per l'anosognosia nell'emiplegia

(Anosognosia for Hemiplegia Questionnaire)
Feinberg TE, Roane DM, Ali J*

Gli items che compongono il questionario testano la consapevolezza del deficit sia antecedente che successiva alle dimostrazioni pratiche di essa. Il clinico pone le domande e assegna un punteggio a ciascun item. Se il paziente mostra un'adeguata consapevolezza del deficit il punteggio è 0, se mostra una consapevolezza parziale è pari a 0,5, se mostra completa inconsapevolezza del deficit il punteggio è 1. I punteggi delle singole domande vengono poi sommati per ottenere un punteggio totale compreso tra 0 (completa consapevolezza) e 10 (completa inconsapevolezza).

	0	0.5	1
1. Avverte un senso di debolezza in qualche parte del corpo?	☐	☐	☐
2. Il suo braccio le sta causando qualche problema?	☐	☐	☐
3. Lo sente normale?	☐	☐	☐
4. Riesce ad usarlo bene come prima?	☐	☐	☐
5. Teme di perdere la capacità di usare il braccio?	☐	☐	☐
6. Le sensazioni che prova nel braccio sono normali?	☐	☐	☐
7. I dottori mi hanno detto che il suo braccio è paralizzato. Lei è d'accordo?	☐	☐	☐
8. *(Il braccio sinistro viene alzato e lasciato cadere nell'emispazio sinistro)* Sembra che sia un po' debole. Lei è d'accordo?	☐	☐	☐
9. *(Il braccio sinistro viene alzato e lasciato cadere nell'emispazio destro)* Sembra che sia un po' debole. Lei è d'accordo?	☐	☐	☐
10. Afferri il suo braccio destro e lo utilizzi per sollevare il suo braccio sinistro. Avverte una qualche debolezza nel braccio sinistro?	☐	☐	☐

Punteggio totale _____

---

* Riprodotto da Feinberg TE, Roane DN, Ali J (2000) Illusory limb movements in anosognosia for hemiplegia. J Neurol Neurosurg Psychiatry 68:511-513, con il permesso del BMJ Publishing Group [traduzione di Orfei MD e Spalletta G].

Intervista strutturata per la consapevolezza

(Structured Awareness Interview - SAI)
Marcel A, Tegnér R, Nimmo-Smith I*

Il clinico deve porre le domande in successione. Per ciascun item è prevista una doppia valutazione: assegnare un punteggio numerico (1 = il paziente riferisce deficit grave, 2 = riferisce un deficit moderato/lieve, 3 = non riferisce nessun deficit) e una classificazione nominale (A = consapevole, U = inconsapevole, I = non applicabile) che rispecchia l'adeguatezza della risposta data. Successivamente chiedere al paziente se sarebbe in grado di svolgere alcuni tipi di attività, suddivise in unimanuali, bimanuali e bipedali. In caso di risposta dubbia si può chiedere al paziente di eseguire l'attività in questione. La diagnosi viene effettuata in base all'osservazione clinica e al numero di risposte U.

	Punteggio			Class.		
	1	2	3	A	U	I
1. Perché è in ospedale? Che problemi ha?	☐	☐	☐	☐	☐	☐
2. Come si muovono le sue braccia e le sue gambe? Riesce a muovere le braccia (gambe) normalmente? Tutte e due? Una delle due braccia (gambe) è più debole? Se sì, quale?	☐	☐	☐	☐	☐	☐
3. Come sente le sue braccia e le sue gambe? (*domande di follow up*) Ha qualche difficoltà nel sentire di essere toccato su una delle due braccia (gambe)? Se sì, quale?	☐	☐	☐	☐	☐	☐
4. Ha qualche difficoltà nel capire in che posizione sono le sue gambe o le sue braccia? Solo una delle due o entrambe?	☐	☐	☐	☐	☐	☐
5. La sua vista è normale? Vede ugualmente bene sia a destra sia a sinistra?	☐	☐	☐	☐	☐	☐
6. Si sente mai confuso su dove si trova, o su che ora è o in che mese o anno siamo?	☐	☐	☐	☐	☐	☐
7. Nelle sue attuali condizioni ha qualche problema nello svolgere le attività quotidiane (mangiare, vestirsi, lavarsi, uscire)?	☐	☐	☐	☐	☐	☐
8. Avverte qualche sensazione strana nel braccio/nella gamba?	☐	☐	☐	☐	☐	☐
9. Ha provato altre sensazioni insolite? (somatoparafrenia)	☐	☐	☐	☐	☐	☐

* Riprodotto da Marcel A, Tegnér R, Nimmo-Smith I (2004) Anosognosia for plegia: specificity, extension, partiality and disunity of bodily unawareness. Cortex 40:19-40, con permesso [traduzione di Orfei MD e Spalletta G].

Attività unimanuali, bimanuali e bipedali utilizzate per valutare il livello di abilità

Unimanuali: bere un bicchiere d'acqua, pettinarsi, lavarsi i denti, scrivere il proprio nome, aprire una porta

Bimanuali: fare un nodo[1], applaudire[1], remare, mischiare le carte[1], parare un pallone da spiaggia, lavarsi le mani, aprire una bottiglia, tagliare una fetta di pane

Bipedali: camminare, saltare, salire una scala a pioli, andare in bicicletta, guidare la macchina[2]

---

[1] L'esecuzione di queste tre attività viene richiesta qualora vengano sovrastimate le capacità residue, con la valutazione dell'esaminatore e una ulteriore auto-valutazione da parte del paziente.

[2] Mentre salire su una scala a pioli e andare in bicicletta può essere fatto con una mano sola, guidare la macchina, in senso stretto, è un'attività sia bimanuale che bipedale, ma può presentare delle varianti (per esempio, cambio automatico).

Questionari per la consapevolezza di disturbi/cambiamenti comportamentali conseguenti a ictus o danno cerebrale

Subscala della consapevolezza di malattia

(Post-Stroke Depression Rating Scale)

Gainotti G, Azzoni A, Lanzillotta M, Marra C, Razzano C*

Le domande vengono poste dal clinico nell'ambito di una valutazione più ampia che permette di verificare anche le abilità cognitive, mestiche, ecc., e quindi di assegnare a ogni item un punteggio in base alle indicazioni date. Ciascun item ottiene una valutazione indipendente dalle altre.

1) Consapevolezza sui motivi del ricovero
Perché è in ospedale? Di cosa è ammalato?
(*Se il paziente non sa spiegare la ragione principale del ricovero*) Ha avuto un problema al cervello?

Punteggio 1
Il paziente descrive il motivo principale del ricovero.

Punteggio 2
Il paziente ammette, ma non subito, il motivo principale del ricovero.

Punteggio 3
Il paziente nega apertamente la ragione principale del ricovero.

2) Consapevolezza del danno motorio
(*Interrogare il paziente sui movimenti delle braccia e delle gambe*)
Come funzionano le sue braccia/gambe? Può muoverle normalmente? Una o tutte e due?

Punteggio 1
Il paziente ammette un rilevante danno motorio.

Punteggio 2
Il paziente descrive un minimo danno delle funzioni motorie.

Punteggio 3
Il paziente nega qualsiasi danno motorio.

* Riprodotto da Gainotti G, Azzoni A, Lanzillotta M et al. (1995) Some preliminary findings concerning a new scale for the assessment of depression and related symptoms in stroke patients. Ital J Neurol Sci 16:439-451, ©1995 Springer Science and Business Media, per gentile concessione di Springer Science and Business Media.

3) Consapevolezza della compromissione cognitiva e della capacità di ragionamento

Come è la sua capacità di ragionamento? È in grado di ragionare chiaramente come prima?

Punteggio 1
Il paziente nota un grave peggioramento delle funzioni intellettive.

Punteggio 2
Il paziente nota una lieve compromissione in una o più funzioni intellettive (ridotta capacità di concentrarsi, di risolvere i problemi, di adattarsi alle situazioni).

Punteggio 3
Il paziente riferisce di ragionare chiaramente senza alcun cambiamento rilevante rispetto alla normalità.

4) Consapevolezza dei problemi di orientamento

È in genere incerto sul luogo in cui si trova o su quali siano il mese o l'anno in cui ci troviamo?

Punteggio 1
Il paziente ammette problemi di orientamento nel tempo e nello spazio.

Punteggio 2
Il paziente ammette problemi di orientamento nel tempo o nello spazio.

Punteggio 3
Il paziente non riferisce problemi di orientamento.

5) Consapevolezza del danno mnestico

Ha qualche problema di memoria?

Punteggio 1
Il paziente riferisce marcati disturbi mnesici.

Punteggio 2
Il paziente riferisce qualche lieve disturbo mnesico ma nega rilevanti problemi di deterioramento della memoria.

Punteggio 3
Il paziente nega qualunque problema di memoria.

6) Consapevolezza dei disturbi dell'eloquio o del linguaggio

Ha difficoltà a parlare? Parla bene come prima? Ha qualche difficoltà a comprendere quello che gli altri dicono?

Punteggio 1
Il paziente riferisce un deficit della comprensione, afasia, grave disartria.

Punteggio 2
Il paziente riferisce lievi problemi dell'eloquio o del linguaggio (disartria, difficoltà nel trovare le parole).

Punteggio 3
Il paziente nega qualunque disturbo dell'eloquio o del linguaggio.

7) Consapevolezza dei problemi visuo-percettivi

In questi giorni ha notato qualche disturbo della vista che prima non c'era?

Punteggio 1
Il paziente riferisce rilevanti disturbi della capacità visuo-percettiva.

Punteggio 2
Il paziente riferisce lievi disturbi della capacità visuo-percettiva.

Punteggio 3
Il paziente nega qualunque disturbo delle capacità visuo-percettive.

8) Domande post-test. Consapevolezza del livello delle prestazioni ai test e della capacità a ritornare alle normali attività

Come pensa di essere andato a queste prove? Basandosi su quello che ha fatto oggi pensa di essere in grado di ritornare alle sue normali attività nelle prossime settimane? (*specificare per quanto riguarda il lavoro, gli hobby, le attività della vita quotidiana*).

Punteggio 1
Il paziente riferisce di non essere andato bene alle prove e che ci saranno difficoltà a ritornare alle normali attività nelle prossime settimane.

Punteggio 2
Il paziente riferisce di non essere andato bene alle prove o che ci saranno difficoltà a ritornare alle sue normali attività (ma non entrambe).

Punteggio 3
Il paziente riferisce di aver avuto buone prestazioni alle prove e che non ci saranno difficoltà a ritornare alle sue normali attività.

Scala per la valutazione della competenza del paziente

(Patient Competency Rating Scale - PCRS)
Prigatano GP, Fordyce D, Zeiner H et al.*

Il questionario può essere somministrato dal clinico o compilato direttamente dal paziente, dopo aver accertato che egli abbia compreso correttamente le istruzioni. Una versione parallela formulata in terza persona viene somministrata al caregiver cui viene chiesto di valutare l'abilità del paziente nello svolgere le attività indicate (qui riportiamo solo la versione per il paziente). Assegnare un punteggio 1 alle risposte "Non posso farlo", 2 a "Ho molte difficoltà a farlo", 3 a "Riesco a farlo con qualche difficoltà", 4 a "È abbastanza facile da fare" e infine 5 a "Posso farlo con facilità". Per ottenere il punteggio totale si sottrae il punteggio ottenuto dal caregiver da quello ottenuto dal paziente.

Istruzioni
Il seguente questionario ha lo scopo di valutare la sua abilità nell'eseguire svariate attività. Alcune domande possono non corrispondere esattamente alle cose che fa di solito, tuttavia le viene chiesto di rispondere come se dovesse fare quella data cosa. Per ogni domanda dovrà giudicare quanto facile o difficile sia per lei una determinata attività e segnare la casella corrispondente.

	Non posso farlo	Ho molte difficoltà nel farlo	Riesco a farlo con qualche difficoltà	È abbastanza facile da fare	Posso farlo con facilità
1. Quanta difficoltà ho nel prepararmi da mangiare?	1	2	3	4	5
2. Quanta difficoltà ho nel vestirmi?	1	2	3	4	5
3. Quanta difficoltà ho nel prendermi cura della mia igiene personale?	1	2	3	4	5
4. Quanta difficoltà ho nel lavare i piatti?	1	2	3	4	5
5. Quanta difficoltà ho nel lavare i panni?	1	2	3	4	5
6. Quanta difficoltà ho nel gestire i soldi?	1	2	3	4	5

---

* Riprodotto da Prigatauro GP, Fordyce D, Zeiner H et al. (1986) Neuropsychological rehabilitation after brain injury, pp 143-151, ©1985 The Johns Hopkins University Press, con il permesso di The Johns Hopkins University Press [traduzione di Orfei MD e Spalletta G].

7. Quanta difficoltà ho nel mantenere gli appuntamenti presi?   1   2   3   4   5

8. Quanta difficoltà ho nell'iniziare una conversazione in gruppo?   1   2   3   4   5

9. Quanta difficoltà ho a rimanere concentrato in attività lavorative anche quando sono stanco o annoiato?   1   2   3   4   5

10. Quanta difficoltà ho nel ricordare cosa ho mangiato la sera prima?   1   2   3   4   5

11. Quanta difficoltà ho nel ricordare i nomi delle persone che vedo spesso?   1   2   3   4   5

12. Quanta difficoltà ho nel ricordare le cose quotidiane da fare?   1   2   3   4   5

13. Quanta difficoltà ho nel ricordare le cose importanti da fare?   1   2   3   4   5

14. Quanta difficoltà avrei nel guidare la macchina se dovessi farlo?   1   2   3   4   5

15. Quanta difficoltà ho nel chiedere aiuto quando mi sento confuso?   1   2   3   4   5

16. Quanta difficoltà ho ad adattarmi a cambiamenti inaspettati?   1   2   3   4   5

17. Quanta difficoltà ho nel trattare argomenti vari con persone che conosco bene?   1   2   3   4   5

18. Quanta difficoltà ho nell'accettare critiche dalle altre persone?   1   2   3   4   5

19. Quanta difficoltà ho nel controllare il pianto?   1   2   3   4   5

20. Quanta difficoltà ho nel comportarmi in modo adeguato quando sono con gli amici?	1	2	3	4	5
21. Quanta difficoltà ho nel mostrare il mio affetto alle persone?	1	2	3	4	5
22. Quanta difficoltà ho nel partecipare alle attività di gruppo?	1	2	3	4	5
23. Quanta difficoltà ho nel capire quando una cosa che dico o faccio mette a disagio gli altri?	1	2	3	4	5
24. Quanta difficoltà ho nel programmare le attività quotidiane?	1	2	3	4	5
25. Quanta difficoltà ho nel comprendere istruzioni nuove?	1	2	3	4	5
26. Quanta difficoltà ho nell'assumermi con coerenza le mie responsabilità quotidiane?	1	2	3	4	5
27. Quanta difficoltà ho nel controllare le mie reazioni quando qualcosa mi turba?	1	2	3	4	5
28. Quanta difficoltà ho nell'evitare di essere depresso?	1	2	3	4	5
29. Quanta difficoltà ho nell'evitare che le mie emozioni influenzino la mia capacità di svolgere le attività quotidiane?	1	2	3	4	5
30. Quanta difficoltà ho nel controllare il mio riso?	1	2	3	4	5

PCRS-R - Punto di vista del *caregiver*
Prigatano GP, Borgaro S, Baker J, Wethe J*

Questa successiva aggiunta degli autori alla versione iniziale della PCRS riguarda solo il caregiver. Essa comprende tre items. Nel primo si chiede al caregiver di elencare le principali difficoltà del paziente conseguenti al danno cerebrale. Nel secondo si chiede di valutare il livello di stress causato al caregiver dalla situazione del paziente su una scala da 0 (nessuno stress) a 10 (grave stress). Nel terzo item si chiede una valutazione globale del livello di consapevolezza del deficit nel paziente, giudizio sintetizzato in un punteggio compreso tra 0 (completamente non consapevole) e 10 (completamente consapevole).

Istruzioni
Nella valutazione neuropsicologica di una persona è molto utile avere informazioni sul punto di vista di un parente o di qualcuno che conosca bene il soggetto, riguardo alle seguenti domande.
Risponda più precisamente che può.
1. Dal mio punto di vista, i principali problemi che questa persona sta mostrando sono:

   a. _____

   b. _____

   c. _____

   d. _____

2. Dal mio punto di vista, il livello di stress che provo personalmente nell'aiutare questa persona è... (*cerchiare il numero che più riflette il livello di stress provato nelle ultime 2-4 settimane*)

0	1	2	3	4	5	6	7	8	9	10
Nessuno stress										Grave stress

3. Dal mio punto di vista, il livello di consapevolezza della persona rispetto alle sue difficoltà è... (*cerchiare il numero che più riflette il livello di consapevolezza del paziente*)

0	1	2	3	4	5	6	7	8	9	10
Non consapevole										Completamente consapevole

---

* Riprodotto da Prigatauro GP, Borgero S, Baker J, Wethe J (2005) Awareness and distress after traumatic brain injury: a relative's perspective. J Head Trauma Rehabil 20:359-367, con il permesso di Lippincott Williams & Wilkins [traduzione di Orfei MD e Spalletta G].

Questionario di consapevolezza

(Awareness Questionnaire)

Sherer M, Bergloff P, Boake C et al. *

Il questionario è composto da tre versioni parallele, una destinata al paziente, una al caregiver e una al clinico. Il questionario può essere compilato dalla persona interessata, dopo essersi accertati che abbia compreso correttamente le istruzioni, altrimenti sarà il clinico a porre le domande. Assegnare a ciascun item un punteggio compreso tra 1 e 5 in base alla seguente legenda: 1 = decisamente peggio, 2 = un po' peggio, 3 = più o meno uguale, 4 = un po' meglio, 5 = decisamente meglio. In una fase successiva vengono confrontate le tre versioni, sia in base al punteggio totale, sia verificando item per item.

	1	2	3	4	5
1. Come giudica la sua capacità di vivere in maniera autonoma oggi rispetto a prima della malattia?	□	□	□	□	□
2. Come giudica la sua capacità di gestire il denaro oggi rispetto a prima della malattia?	□	□	□	□	□
3. Come sono i suoi rapporti con le persone oggi rispetto a prima della malattia?	□	□	□	□	□
4. Come svolge i test che misurano le capacità di pensiero e di memoria oggi rispetto a prima della malattia?	□	□	□	□	□
5. Come fa le cose che vuole fare nella vita quotidiana oggi rispetto a prima della malattia?	□	□	□	□	□
6. Com'è la sua vista oggi rispetto a prima della malattia?	□	□	□	□	□
7. Com'è il suo udito oggi rispetto a prima della malattia?	□	□	□	□	□
8. Come muove le braccia e le gambe oggi rispetto a prima della malattia?	□	□	□	□	□
9. Com'è la sua capacità di coordinazione oggi rispetto a prima della malattia?	□	□	□	□	□
10. Come si orienta nel tempo e nello spazio oggi rispetto a prima della malattia?	□	□	□	□	□
11. Com'è la sua capacità di concentrazione oggi rispetto a prima della malattia?	□	□	□	□	□
12. Com'è la sua capacità di esprimere i suoi pensieri agli altri oggi rispetto a prima della malattia?	□	□	□	□	□
13. Com'è la sua memoria per gli eventi recenti oggi rispetto a prima della malattia?	□	□	□	□	□
14. Com'è la sua capacità di programmare le cose oggi rispetto a prima della malattia?	□	□	□	□	□
15. Com'è la sua capacità di organizzarsi oggi rispetto a prima della malattia?	□	□	□	□	□
16. Com'è la sua capacità di controllare i suoi sentimenti oggi rispetto a prima della malattia?	□	□	□	□	□
17. Com'è il suo equilibrio emotivo oggi rispetto a prima della malattia?	□	□	□	□	□

Punteggio totale _____

* Riprodotto da Sherer M, Bergoff P, Boake C et al. (1998) The awareness questionnaire: factor structure and internal consisten Brain Inj 12:63-68, con il permesso di Taylor & Francis Ltd *www.trandf.co.uk/journals* [traduzione di Orfei MD e Spalletta G].

Scala comportamentale per il danno cerebrale

(Head Injury Behaviour Scale)

Godfrey HPD, Harnett MA, Knight RG et al. *

Il questionario prevede due versioni parallele, una per il paziente e una per il caregiver. Il questionario ha una duplice funzione: rilevare il livello di autoconsapevolezza dei sintomi elencati e valutare il livello di stress provocato nel caregiver da queste disturbi comportamentali. Nel primo caso somministrare il questionario sia al paziente che al caregiver, sommare il numero di items identificati come presenti (risposte SI) da ognuno dei due e sottrarre il totale ottenuto dal paziente dal totale ottenuto dal caregiver. Per valutare il livello di stress nel caregiver sommare i punteggi dei singoli items. Di seguito viene riportata solo la versione per il caregiver.

Istruzioni

Di seguito viene riportata una lista di difficoltà comportamentali che il paziente può avere. Indichi quale di questi comportamenti elencati rappresenta un problema per il paziente segnando sì o no. Per ciascun comportamento problematico segnato con sì indichi quanto stress il comportamento causa a lei, segnando un numero della scala (1-4). Ricordi che le stiamo chiedendo di concentrarsi sul comportamento del paziente. Utilizzi la seguente scala di valutazione: 1 = il comportamento è un problema per il paziente ma non mi causa **nessuno** stress; 2 = il comportamento è un problema per il paziente e mi causa **un lieve** stress; 3 = Il comportamento è un problema per il paziente e mi causa uno stress **moderato**; 4 = il comportamento è un problema per il paziente e mi causa un **grave** stress.

Comportamento	Il comportamento è un problema?		Quanto stress le provoca?			
	Sì	No	1	2	3	4
1. Rabbia; difficoltà nel controllare il temperamento	☐	☐	☐	☐	☐	☐
2. Impazienza; si turba quando i suoi bisogni non vengono subito soddisfatti	☐	☐	☐	☐	☐	☐
3. Si lamenta frequentemente	☐	☐	☐	☐	☐	☐
4. Aggressività; comportamento violento	☐	☐	☐	☐	☐	☐
5. Impulsività	☐	☐	☐	☐	☐	☐
6. Polemico; spesso discute sulle questioni	☐	☐	☐	☐	☐	☐
7. Non controlla il comportamento; il comportamento è inadeguato rispetto alle situazioni sociali	☐	☐	☐	☐	☐	☐

---

* Riprodotto da Godfrey HPD, Harnett MA, Kright RG et al. (2003) Assessing distress in caregivers of people with a traumatic brain injury (TBI): a psychometric study of the head injury behavior scale. Brain Inj 17:427-435, con il permesso di Taylor & Francis Ltd. (*www.trandf.co.uk/journals* [traduzione di Orfei MD e Spalletta G].

8. Chiaramente dipendente; si appoggia agli altri
    senza averne bisogno; non fa nulla da sé   ☐ ☐   ☐ ☐ ☐ ☐
9. Scarsa capacità decisionale;
    non pensa alle conseguenze   ☐ ☐   ☐ ☐ ☐ ☐
10. Infantile; a volte il comportamento è immaturo   ☐ ☐   ☐ ☐ ☐ ☐
11. Scarso insight; si rifiuta di ammettere
    le difficoltà   ☐ ☐   ☐ ☐ ☐ ☐
12. Difficoltà nell'interessarsi alle cose   ☐ ☐   ☐ ☐ ☐ ☐
13. Mancanza di iniziativa;
    non provvede a se stesso   ☐ ☐   ☐ ☐ ☐ ☐
14. Irritabile; permaloso; scontroso   ☐ ☐   ☐ ☐ ☐ ☐
15. Improvvisi/rapidi cambiamenti di umore   ☐ ☐   ☐ ☐ ☐ ☐
16. Ansioso; teso; apprensivo   ☐ ☐   ☐ ☐ ☐ ☐
17. Depresso; umore basso   ☐ ☐   ☐ ☐ ☐ ☐
18. Irresponsabile; non sempre è affidabile   ☐ ☐   ☐ ☐ ☐ ☐
19. Eccessivamente sensibile; si turba facilmente   ☐ ☐   ☐ ☐ ☐ ☐
20. Mancanza di motivazione;
    mancanza di interesse nel fare le cose   ☐ ☐   ☐ ☐ ☐ ☐

Totale Sì _____   *Totale* _____

Questionari per la negazione
di malattie nello *stroke*
e/o in altre patologie

Scala di negazione della malattia

(Levine Denial of Illness Scale - LDIS)

Levine J, Warrenburg S, Kerns R*

L'intervista semistrutturata viene somministrata dal clinico. Può non essere necessario porre tutte le domande indicate per ciascun item, in quanto alcune possono anche ripetersi. Il clinico deve scegliere tra le domande indicate quelle più idonee rispetto alla situazione specifica. Assegnare a ciascun item un punteggio compreso tra 0 e 6 tenendo conto che: 0 = assente, 1 = molto lieve, 2 = lieve, 3 = moderato, 4 = abbastanza grave, 5 = grave, 6 = molto grave. Inoltre, seguire le istruzioni dettagliate fornite alla fine.

1. Attribuzione errata delle cause dei sintomi rilevanti   0 1 2 3 4 5 6
a. Perché è qui in ospedale?
b. È molto tempo che i sintomi sono presenti?
c. All'inizio quale pensava ne fosse la causa?
d. Ora quale pensa ne sia la causa?
e. Che cosa le hanno detto i medici su questi sintomi?
f. È soddisfatto delle loro spiegazioni?

2. Negazione della diagnosi   0 1 2 3 4 5 6
a. Le è stato detto qual è la sua malattia?
b. Chi glielo ha detto?
c. Che cosa le hanno detto?
d. Pensa di aver capito ciò che le hanno detto?
e. Che cosa pensa della diagnosi che le hanno fatto?
f. Che cosa le hanno detto riguardo la terapia?

3. Negazione della prognosi   0 1 2 3 4 5 6
a. Che cosa le è stato detto riguardo al recupero?
b. Quanto tempo richiederà?
c. I dottori sembrano ottimisti?
d. I medici prevedono che alcuni problemi
    o sintomi rimarranno?
e. Farà dei cambiamenti nel suo stile di vita?
f. La sua vita è in qualche modo in pericolo
    a causa della malattia?

* Riprodotto da Levine J, Warrenburg S, Kerns R (1987) The role of denial in recovery. Psychosomatic Medicine 49:109-117, con il permesso di Lippincott Williams & Wilkins [traduzione di Orfei MD e Spalletta G].

4. Minimizzazione della malattia   0 1 2 3 4 5 6

a. Quanto è grave la sua malattia?

b. In che senso è grave? (*spiegare*)

c. Quanto è pericolosa per la sua vita?

d. Interferirà con il modo in cui vive?

e. Quanto ci pensa?

5. Evitamento dell'informazione   0 1 2 3 4 5 6

a. Che cosa le è stato detto sulla sua malattia
   e sui sintomi?

b. Chi gliene ha parlato?

c. Cos'altro sa a riguardo?

d. È soddisfatto di quello che sa?

e. Vorrebbe fare qualche altra domanda?

f. Come si sente nel parlare della sua malattia?

6. Negazione della preoccupazione per il dolore   0 1 2 3 4 5 6

a. Sente dolore?

b. (*se sì*) Quanto è forte questo dolore?

c. (*se sì*) Che cosa fa per il dolore?

d. Prende qualche farmaco?

e. (*se sì*) Chi glielo ha prescritto?

f. Che cosa dicono i medici riguardo a questo dolore?

g. Il dolore ha a che fare con la sua malattia?

h. Quanto è preoccupato per questo dolore?

7. Attribuzione errata delle cause dei disturbi del sonno 0 1 2 3 4 5 6

a. Ha problemi nel dormire?

b. (*se no*) Dorme tutta la notte e si sveglia al mattino
   fresco e riposato?

c. Se ha problemi nel dormire, di che tipo sono?

d. Prende qualche farmaco per dormire?

e. Si sveglia qualche volta durante la notte o ha degli incubi?

f. Quanto tempo impiega per addormentarsi?

g. Sono cambiati i suoi ritmi del sonno
   da quando si è ammalato?

h. Per esempio, è più o meno irritabile al mattino?

8. Non compliance con la terapia   0 1 2 3 4 5 6

a. In che misura segue le indicazioni dei medici?
   Per quanta parte del tempo in percentuale?

b. (*in ospedale*) E riguardo alle indicazioni
   degli infermieri?

c. (*in ospedale*) Prende i farmaci che le hanno
prescritto i medici? (*dopo la dimissione*)
quanto spesso salta l'assunzione dei farmaci?
d. Quanto strettamente segue la dieta prescrittale?
e. Fuma?
f. È forse più attivo fisicamente di quanto dovrebbe?
g. Ha fatto qualche cambiamento di rilievo nel suo
stile di vita da quando si è ammalato?

9. **Insoddisfazione per le cure e la terapia**   0 1 2 3 4 5 6
a. Se dovesse fare delle critiche alle cure
e alla terapia, cosa direbbe?
b. In che misura i medici e gli infermieri sono stati
disponibili ad aiutarla durante il ricovero?
Come avrebbero potuto esserle più d'aiuto?
Cosa vorrebbe vedere di diverso nel trattamento
di pazienti con la sua stessa patologia?

10. **Eccessiva dipendenza**   0 1 2 3 4 5 6
a. È soddisfatto delle cure e del sostegno che sta ricevendo?
b. Ci sono modi in cui vorrebbe ricevere maggiore aiuto?
c. Sta ricevendo medicazioni adeguate a sufficienza?
d. La sua famiglia le sta dando abbastanza
aiuto e supporto?
e. Pensa che potrebbe fare di più per se stesso?
Se sì, qual è il problema?

11. **Mancanza di fiducia nei medici**   0 1 2 3 4 5 6
a. Come si trova con i medici qui?
b. La stanno aiutando?
c. Le prestano abbastanza attenzione?
d. Quanto spesso vengono a vederla? Per quanto tempo?
e. Ascoltano ciò che lei ha da dirgli?
f. Sono disponibili quando lei ha bisogno di loro?
g. Ha fiducia nelle loro capacità?

12. **Evitamento cognitivo dei problemi di salute**   0 1 2 3 4 5 6
a. Qual è il suo stato generale di salute?
b. È interessato alla sua salute?
c. Ci pensa molto?
d. Ha in programma di cambiare qualcosa nel modo
in cui si prende cura di sé?
(Fumare? Bere? Dieta? Esercizio fisico? ecc.)

13. Negazione della necessità di un trattamento prolungato 0 1 2 3 4 5 6
a. Cosa ne pensa del fatto di continuare il trattamento
    per un ulteriore periodo?
b. È disposto a seguire un programma a lungo termine
    per proseguire il trattamento? Se no, perché?
c. E se il suo medico le dicesse che è necessario?
d. C'è qualche tipo di trattamento o riabilitazione
    cui sarebbe interessato in un periodo successivo?
e. Pensa che potrà guarire completamente anche senza
    continuare a essere seguito dal suo medico?
f. In che misura pensa di potersi prendere cura di sé
    senza una supervisione medica o un trattamento?

14. Evitamento attraverso spostamento dell'attenzione   0 1 2 3 4 5 6
a. In questo momento quali sono le sue principali
    preoccupazioni?
b. Quali cose la preoccupano oltre al suo stato di salute?
c. Queste cose la preoccupano più della sua attuale malattia?
d. Si preoccuperebbe di queste cose se non fosse malato?

15. Negazione dell'ansia   0 1 2 3 4 5 6
a. È preoccupato o nervoso per il suo stato di salute
    in questo momento?
b. Che cosa la innervosisce di più della sua malattia?
c. È mai stato preoccupato o nervoso da quando
    è entrato in reparto?
d. Ha mai avuto paura da quando è entrato in reparto?
e. È preoccupato di ciò che le succederà?

16. Negazione dell'umore depresso   0 1 2 3 4 5 6
a. Di che umore è in questo momento?
b. È mai stato giù o triste durante la malattia?
c. Cosa le viene in mente quando pensa alla sua malattia?
d. Diventa mai depresso quando pensa alla sua malattia?
e. Direbbe di essere in genere allegro?
f. Era depresso quando ha scoperto la sua malattia?
g. Ha mai avuto la sensazione che fosse tutto senza
    speranza a causa della sua malattia?

17. Negazione della rabbia e del risentimento   0 1 2 3 4 5 6
a. Durante il trattamento e la terapia,
    che cosa l'ha infastidita maggiormente?
b. Avrebbe gradito maggiore attenzione
    da parte dei suoi dottori?

c. E ora, quando ha le visite di controllo dal suo medico?
d. Ha mai pensato "Perché è successo proprio a me?"
e. Pensa che se avesse ricevuto un trattamento migliore
   si sentirebbe meglio?
f. È mai stato insoddisfatto della terapia o delle cure?
   Se sì, me ne parli.
g. È completamente soddisfatto della terapia
   e delle cure che ha ricevuto?
h. Si arrabbia mai?
i. Pensa che i dottori le diano troppe limitazioni?

18. Negazione della paura di morire   0 1 2 3 4 5 6
a. Pensa mai alla morte?
b. Quali sono i suoi pensieri riguardo alla morte?
c. La sua malattia ha influenzato la sua concezione
   della morte?
d. Ne ha paura?

19. Progetti irrealistici   0 1 2 3 4 5 6
a. Quali sono i suoi programmi per il futuro?
b. Sono cambiati a seguito della sua malattia?
c. Quali limitazioni pensa che influenzeranno
   i suoi progetti?
d. Pensa che ci sia la possibilità che la malattia
   si ripresenti?
e. Pensa che la sua malattia influenzerà il corso
   dei suoi progetti?

20. Negazione della vulnerabilità   0 1 2 3 4 5 6
a. Che cosa pensa della sua capacità di affrontare la malattia?
b. Pensa di gestirla bene ora e in futuro?
c. Ha qualche timore riguardo la sua capacità
   di affrontare la sua malattia?
d. Che cosa pensa del dover avere a che fare
   con l'invalidità o con gli handicap fisici?
e. Pensa che la sua malattia interferirà
   seriamente con la sua vita?

21. Ottimismo irrealistico e allegria   0 1 2 3 4 5 6
a. Quali sono i suoi pensieri riguardo al futuro?
b. Quali sono le sue speranze e le sue aspettative
   a proposito della malattia?
c. Quanto è in ansia per quello che accadrà?

d. Ci sono periodi in cui si sente senza speranza
   riguardo alla sua malattia? Se sì, quanto spesso?
e. Si aspetta di stare completamente bene?

22. Evidenti segni di tensione　　　　　　　　　　0　1　2　3　4　5　6

23. Negazione attraverso l'umorismo　　　　　　　0　1　2　3　4　5　6

24. Distacco, disinteresse o indifferenza verso la malattia　0　1　2　3　4　5　6
a. Quanto è preoccupato per la sua malattia?
b. Era più preoccupato in precedenza? Se sì, perché?
c. Quanto ci pensa?
d. La sua famiglia è preoccupata per lei?
   Più di quanto lo sia lei?
e. Che cosa la preoccupa maggiormente
   della sua malattia?
f. Ne parla con i familiari o gli amici?
   Se sì, che cosa gli dice?
g. Direbbe di essere preoccupato della sua malattia
   più o meno della maggior parte della gente?

Punteggio totale _____

Istruzioni per l'assegnazione del punteggio:

Attribuzione causale errata dei sintomi rilevanti

Il paziente può spostare l'attenzione su sintomi non rilevanti o su altri problemi., oppure può attribuire i sintomi importanti a cause benigne. Ciò che viene valutato è il grado in cui i sintomi rilevanti vengono spiegati erroneamente, spostati o ignorati. L'atteggiamento sotteso è che i sintomi critici non sono seri o sono ignorati. Per esempio, un punteggio elevato viene assegnato quando un paziente è consapevole della rilevanza dei sintomi e tuttavia sceglie di attribuirli erroneamente a cause benigne. Invece pazienti senza una consapevolezza del significato dei sintomi e che li attribuiscono erroneamente ad altre cause, ricevono un punteggio basso.

- Punteggio = 0 Il paziente riconosce sintomi rilevanti e li attribuisce alla malattia. Il paziente ammette la loro significatività e non li attribuisce erroneamente a cause benigne.
- Punteggio = 3 Nonostante sia consapevole della serietà della malattia, il paziente tende ad attribuire erroneamente i sintomi rilevanti e importanti a cause benigne e/o a cause non completamente collegate alla malattia.
- Punteggio = 6 Nonostante la consapevolezza della malattia, il paziente è convinto che i sintomi significativi possano essere attribuibili a cause benigne e che non siano collegati alla malattia.

Negazione della diagnosi

Valuta il grado in cui il paziente non accetta la diagnosi e/o la spiegazione dei sintomi rilevanti. La spiegazione del paziente per la sua malattia deve essere valutata relativamente al suo livello di istruzione, sociale e intellettivo. Il punteggio più alto viene assegnato quando gli sono state date informazioni sulla sua malattia e lui nega di sapere alcunché. L'assegnazione dei punteggi dovrebbe essere conservativa in particolare in assenza di prove del fatto che il paziente abbia ricevuto effettivamente delle informazioni.

- Punteggio = 0 Il paziente conosce la diagnosi ed è consapevole del suo significato. La spiegazione del paziente può essere semplicistica e nell'insieme imprecisa, ma esprime la consapevolezza e l'accettazione della sua gravità.
- Punteggio = 3 Il paziente conosce la diagnosi, ma o non riesce ad accettarne pienamente la gravità o esprime dubbi riguardo la sua precisione. Il paziente può anche distorcere il significato della diagnosi per diminuirne la minacciosità.
- Punteggio = 6 Il paziente rifiuta la diagnosi ed esprime forti dubbi riguardo la sua precisione. Il paziente può distorcere la sua serietà per diminuirne la minacciosità.

Negazione della prognosi

Valuta il grado di negazione della prognosi con cui il paziente evita di consapevolizzare la prognosi reale. L'assegnazione dei punteggi è basata sull'entità della distorsione di una prognosi sfavorevole in una più positiva. Deve essere prestata attenzione a ciò che è stato detto al paziente, che probabilmente sarà strettamente correlato a ciò che gli è stato detto a proposito della diagnosi. Le valutazioni devono essere conservative e basate ampiamente su ciò che il paziente è in grado di comprendere sulla diagnosi e/o il significato dei sintomi rilevanti per il paziente.

- Punteggio = 0   Il paziente è consapevole della realisticità della prognosi e del probabile o possibile decorso della malattia. Il paziente non minimizza gli aspetti negativi
- Punteggio = 3   Il paziente è in parte consapevole della prognosi, ma distorce o sminuisce il probabile o possibile decorso della malattia. Minimizza gli aspetti negativi e si aspetta un recupero irrealistico.
- Punteggio = 6   Il paziente minimizza la prognosi e sia aspetta irrealisticamente un pieno recupero o quasi. Può anche minimizzare l'entità del deficit. Minimizza le influenze negative sulla sua vita e sul recupero.

Minimizzazione della malattia

I punteggi si basano sul grado di minimizzazione della pericolosità della malattia. I tentativi del paziente di ignorare o sottovalutare la malattia sono evidenziati dal minimizzarne la serietà. Il paziente può considerare i sintomi più importanti come temporanee indisposizioni o comunque fenomeni di secondaria importanza.

- Punteggio = 0   Il paziente comprende pienamente il significato e la serietà della malattia. Non tenta di sminuire le influenze negative sulla sua vita e/o il deficit.
- Punteggio = 3   Il paziente ammette in parte il significato e la serietà della malattia. Ne sminuisce la pericolosità e la vede come serie ma gestibile e non come una grave minaccia per la sua vita.
- Punteggio = 6   Il paziente non riconosce il significato e la serietà della malattia, né la vede come una minaccia per la sua vita. Minimizza la probabilità di deficit permanenti e si aspetta un recupero totale.

Evitamento delle informazioni

L'assegnazione dei punteggi è basata sul grado in cui un paziente evita di avere informazioni sulla sua malattia o sul significato dei suoi sintomi. Può essere espresso attraverso un disinteresse nel discutere la malattia o nel porre domande basilari. Espressioni di completa ignoranza o soddisfazione da parte del paziente per ciò che sa possono indicare un evitamento nell'affrontare la malattia. Il paziente può dubitare delle informazioni fornitegli ma non pone domande.

- Punteggio = 0   Il paziente ha espresso il desiderio di saperne di più sulla sua malattia e sui sintomi ed effettivamente ricerca informazioni facendo domande.

- Punteggio = 3 Il paziente ha espresso soddisfazione per ciò che sa, che è ben poco, tuttavia non ha domande o curiosità. Gli sono state date informazioni, ma non ha mostrato interesse nel saperne di più. La conoscenza è molto limitata e può essere distorta.
- Punteggio = 6 Il paziente ha attivamente evitato di discutere della sua malattia o dei sintomi. L'atteggiamento è del tipo "Lascio fare ai medici e non voglio parlarne, né pensarci o sapere altro".

Negazione di interesse per il dolore

Il punteggio si basa sulla misura in cui il paziente minimizza il significato del dolore che prova. Il paziente può attribuire erroneamente il dolore a cause benigne e quindi scegliere di non curarsene. Non va considerata l'attribuzione realistica del dolore al processo di guarigione, come ad esempio il decorso post-operatorio. L'intensità del dolore è rilevante solo nella misura in cui influenza la negazione o la minimizzazione.

- Punteggio = 0 Il paziente è realistico sul significato del dolore e lo valuta adeguatamente come un sintomo serio. Inoltre può negare la presenza di dolore realisticamente
- Punteggio = 3 Il paziente ha dolore, ma ne minimizza il significato. Può attribuirne le cause a fattori non collegati con la malattia o vederlo come un disagio passeggero di scarse conseguenze.
- Punteggio = 6 Il paziente ha dolore, ma è convinto che sia benigno o senza conseguenze. Può ricollegare il dolore alla malattia, ma non lo riconosce come un sintomo serio. Può scegliere di attribuirlo erroneamente al processo di guarigione. Può rifiutare farmaci per alleviarlo.

Attribuzione causale errata dei disturbi del sonno

Gli stress psicologici della malattia spesso influenzano il sonno dei pazienti. Valutare la misura in cui il paziente è consapevole di avere dei disturbi del sonno, ma li attribuisce erroneamente a cause esterne o non legate allo stress. Il paziente può attribuire le difficoltà di addormentamento, l'insonnia, i risvegli frequenti ecc. a rumori oppure alle attività del personale o ad altri fattori non correlati con la malattia.

- Punteggio = 0 Il paziente nega qualsiasi disturbo del sonno e non ci sono prove che ne abbia. Il paziente può ammettere di avere disturbi del sonno e attribuirli giustamente a preoccupazione o stress per la malattia. Può richiedere o ricevere farmaci per dormire.
- Punteggio = 3 Il paziente ammette di avere disturbi del sonno come insonnia, difficoltà ad addormentarsi, incubi ecc., ma li attribuisce a cause esterne o irrilevanti. Il paziente minimizza il problema e/o la richiesta di farmaci.
- Punteggio = 6 Il paziente ammette di avere seri disturbi del sonno, ma ne minimizza il collegamento con la sua reazione alla malattia o li attribuisce a cause esterne o benigne. Può richiedere farmaci per dormire oppure no.

Non compliance con il trattamento e/o la terapia

Valutare la misura in cui il paziente manca di collaborare con la terapia medica e con le cure prescritte. Gli indicatori di non collaborazione sono numerosi, per esempio mancare di andare alle visite, di assumere i farmaci prescritti, di seguire la dieta o la riabilitazione fisica, di stare a riposo, di prendersi cura di sé adeguatamente, l'indulgere nel fumare, bere alcolici o assumere droghe.

- Punteggio = 0   Il paziente afferma di essere pienamente collaborativo e intende continuare a esserlo. Non fornisce elementi per pensare che non sia sincero o che stia esagerando.
- Punteggio = 3   Il paziente afferma di non essere pienamente disposto a collaborare oppure nonostante le sue affermazioni di collaborazione fornisce elementi che lo smentiscono (per esempio, salta le cure, le visite, non segue la dieta, fuma, ecc.)
- Punteggio = 6   Il paziente esprime completa fiducia in sé nel prendersi cura di se stesso e di non aver bisogno di cure mediche o altro. Il paziente dà chiari segni di non seguire le prescrizioni dei medici o le loro raccomandazioni.

Insoddisfazione per le cure e/o il trattamento

Il paziente si lamenta irragionevolmente o irrealisticamente delle cure e della terapia. Il paziente può incolpare del suo lento recupero gli scarsi servizi sanitari che lo seguono. Può essere apertamente critico per la poca attenzione e l'aiuto che gli vengono prestati. Può mettere in dubbio la competenza dei medici o del personale infermieristico, il cibo, le attrezzature, ecc. il paziente può essere troppo esigente e ipercritico. Queste lamentele irragionevoli possono riflettere uno spostamento della rabbia, dell'ansia o dello stress, forse in base alla fantasia che la malattia sia stata mal diagnosticata oppure che la lentezza o il mancato recupero siano attribuibili a una diagnosi mal posta, o alle cure e al trattamento non adeguati.

- Punteggio = 0   Nessuna lamentela irrealistica né insoddisfazione irragionevole. Nessuna indicazione di eccessive richieste o atteggiamenti critici.
- Punteggio = 3   Il paziente esprime alcune lamentele irragionevoli e/o esagerate. Il paziente generalmente può essere ipercritico ed eccessivamente esigente. Può mettere in discussione la competenza di chi gli presta le cure in generale o nello specifico, oppure può avere la sensazione che venga data scarsa attenzione ai suoi bisogni. Le lamentele sono esagerate.
- Punteggio = 6   Il paziente è fortemente e irrealisticamente insoddisfatto e lamentoso dei servizi che riceve. Il paziente è chiaramente ed eccessivamente critico ed esigente. Le lamentele sono decisamente esagerate.

Eccessiva dipendenza

Questa scala rappresenta una misura dell'atteggiamento del paziente e delle sue aspettative. Il paziente agisce e parla come se le sue necessità fossero irragionevolmente eccessive e non venissero soddisfatte. Può lamentarsi o meno per i dolori, i sintomi e i deficit e tuttavia non essere interessato alla diagnosi e alla prognosi. L'atteggiamento di base è che il paziente si aspetta di ricevere una cura adeguata e tali aspettative non vengono soddisfatte. Eppure il paziente rifiuta di capire che tali aspettative sono eccessive e che egli è capace di prendersi cura di sé più di quanto faccia.

- Punteggio = 0 Nessun segno di eccessiva dipendenza o richieste. Accetta l'aiuto e non dà segni di aspettative o richieste irragionevoli.
- Punteggio = 3 Chiari segni di notevole iper-dipendenza. Forte preferenza affinché altri facciano cose per lui, ma le farebbe lui stesso se necessario. Tendenza a lamentarsi e a giustificare richieste irragionevoli.
- Punteggio = 6 Il paziente rifiuta di prendersi cura di sé e si aspetta di essere curato in tutto e per tutto. Può lamentarsi per dolori, impotenza ecc. può essere completamente auto-centrato. Le richieste sono chiaramente incoerenti con la capacità di prendersi cura di sé.

Mancanza di fiducia nei medici

Valutare le critiche del paziente e le espressioni di mancanza di fiducia nei medici basate su aspettative irrealistiche e sulla tendenza ad attribuir loro i mancati progressi nel recupero. Sensazione di essere ignorati e di mancanze nel trattamento che gli viene rivolto. Alcuni dati devono indicare che queste critiche e lamentele riflettono delle aspettative esagerate o distorte. Possono esprimere mancanza di fiducia in generale nei dottori o in particolare nel proprio medico curante.

- Punteggio = 0 Il paziente non ha lamentele oppure sono relativamente appropriate e non esagerate.
- Punteggio = 3 Le lamentele del paziente e le espressioni di mancanza di fiducia sono esagerate e inappropriate. Il paziente esprime mancanza di fiducia nella competenza dei medici o nell'incapacità da parte dei medici di prestare adeguata attenzione al paziente o di prescrivere medicazioni antidolorifiche ecc.
- Punteggio = 6 Il paziente esprime una totale mancanza di fiducia nei dottori. Può chiamarli ciarlatani o dire che sono interessati solo alle loro parcelle. Può incolparli della malattia stessa o della mancanza di un buon recupero.

Evitamento cognitivo dei problemi di salute

Valutare l'indifferenza del paziente verso le questioni di salute evidenziata dal fatto che il paziente non si preoccupa o presta scarsa attenzione allo stato della sua salute. Il paziente insiste nel comportarsi come se non fosse malato o limitato.

- Punteggio = 0 Il paziente è interessato al mantenimento della buona salute. Presta attenzione ai sintomi della malattia.

- Punteggio = 3 Evita una stretta attenzione per i problemi di salute. Li tratta come se fossero di minore interesse.
- Punteggio = 6 Il paziente nega qualsiasi interesse riguardo alla salute. Non è preoccupato, non capisce di cosa si preoccupino i dottori. Il paziente si comporta come se non fosse malato. Lavora eccessivamente, si esercita oltre i limiti indicati dallo staff medico.

Negazione della necessità di un trattamento prolungato

Nonostante la cronicità e la possibile natura progressiva della malattia e le raccomandazioni dei dottori, il paziente nega la necessità di proseguire il trattamento. Le valutazioni sono basate sul disinteresse espresso dal paziente per ulteriori cure mediche o verso il bisogno della riabilitazione, del trattamento o delle medicazioni. Il paziente può sottolineare l'auto-cura e la convinzione che la sua salute sia buona. Il paziente indica che egli sa cosa deve fare.

- Punteggio = 0 Il paziente afferma che seguirà tutte le prescrizioni mediche e ammette la necessità di una prolungata collaborazione.
- Punteggio = 3 Il paziente mostra un modesto interesse nel continuare le cure mediche, la riabilitazione o la terapia. Le sue risposte possono suggerire un impegno non a lungo termine. Il paziente può anche indicare di voler essere collaborativi, ma solo per un periodo limitato.
- Punteggio = 6 Il paziente rifiuta la necessità di altri trattamenti, della riabilitazione o della terapia. Può avere la sensazione di aver finito le cure o di essere in grado di curarsi da sé, senza l'assistenza o la supervisione dei medici. Può riflettere o meno la convinzione di un pieno recupero. Il paziente è chiaramente irrealistico nella sua negazione della necessità di un trattamento prolungato.

Evitamento tramite spostamento dell'attenzione

Questa valutazione rappresenta un giudizio clinico sulla misura in cui l'attenzione e l'interesse verso una malattia grave vengono evitati mediante uno spostamento dell'attenzione verso altri problemi, i quali, realistici o meno, non dovrebbero sminuire lo stress provocato dalla malattia. La valutazione viene quindi effettuata rispetto al grado in cui il paziente si oppone a discutere della malattia e preferisce parlare di altri problemi, come la famiglia, i soldi o il lavoro.

- Punteggio = 0 Il paziente non mostra segni di sforzi nel dirigere l'attenzione su altri problemi. Il paziente può mostrare alcune reticenze nel parlare della malattia, ma non necessariamente sarà più ansioso di parlare d'altro.
- Punteggio = 3 Il paziente preferisce chiaramente parlare di altri problemi. Indica un forte desiderio di non pensare o di non parlare della malattia.
- Punteggio = 6 Il paziente sposta attivamente l'attenzione dalla malattia ad altri problemi personali. Il paziente può affermare che altre questioni sono di maggiore importanza.

Negazione dell'ansia

Valutare in base a quanto il paziente dice. Questa scala si basa sull'assunto che la malattia rappresenti un fattore di stress ed evochi ansia. La negazione dell'ansia viene quindi valutata in termini di livello di ansia che il paziente nega. L'ammissione di ansia in passato, ma non nel presente, è un indizio del fatto che il paziente sta cercando di non riconoscerla in questo momento, specie se non ci sono basi per trovare un sollievo dall'ansia stessa.

- Punteggio = 0 Il paziente ammette liberamente di essere ansioso anche con poche domande.
- Punteggio = 3 Il paziente ammette di essere ansioso ma minimizza la cosa come se fosse di poca importanza. Le risposte indicano che la malattia è minimamente stressante. Il paziente può riportare stati d'ansia passati ma quasi nessuno attuale.
- Punteggio = 6 Il paziente nega stati d'ansia sia passati che attuali. Può affermare che non c'è nulla per cui essere in ansia. Può anche ammettere di aver provato una lieve ansia in passato ma non oggi.

Negazione di umore depresso

Le valutazioni sono basate sull'incongruenza tra l'umore mostrato dal paziente e il suo negare di essere depresso o triste. L'espressione del viso, il non piangere e le verbalizzazioni di scoraggiamento, tristezza, malinconia o mancanza di speranza sono indicatori di umore depresso a prescindere dalla negazione del paziente. I sintomi psichiatrici della depressione come il rallentamento motorio, le somatizzazioni e l'irritabilità non dovrebbero essere presi in considerazione nel valutare l'umore depresso.

- Punteggio = 0 Il paziente ammette di sentirsi depresso, triste o disperato.
- Punteggio = 3 Il paziente non riferisce alcuna depressione oppure solo minima, ma mostra chiari segni di umore depresso. Può minimizzare l'umore depresso o ammettere di essere stato depresso in passato, ma non oggi.
- Punteggio = 6 Nonostante segni molto evidenti di umore depresso, il paziente nega di esserlo.

Negazione della rabbia o del risentimento

Valutare il grado di incongruenza tra la rabbia manifesta del paziente e la sua negazione della rabbia stessa. La rabbia probabilmente viene diretta sui caregivers o sui familiari e sulle azioni che svolgono. La valutazione si deve basare sulla rabbia associata direttamente o indirettamente alla malattia. Il paziente può manifestare eccessive richieste e/o lamentele per l'attenzione che riceve.

- Punteggio = 0 Il paziente ammette di provare rabbia verso chi si prende cura di lui, compresi i familiari. In alternativa il paziente non esprime alcuna rabbia o lamentele ed è generalmente soddisfatto dell'aiuto e dell'attenzione verso di lui, anche se con qualche piccola o realistica lamentela.

- Punteggio = 3   Il paziente nega di provare rabbia, ma rivela della rabbia verso il trattamento, le cure. Il paziente può ammettere di essere in qualche modo arrabbiato o minimizza la cosa, tuttavia esprime sentimenti altamente critici verso coloro che sono responsabili della cura della sua salute (compresi familiari e amici).
- Punteggio = 6   Il paziente nega di provare rabbia e tuttavia esprime rimproveri fortemente critici verso chi si prende cura di lui (compresi familiari e amici). Il paziente può sentirsi ignorato, ma nega che le sue richieste siano eccessive, oppure può esprimere molte lamentele che sono o esagerate o irrealistiche.

Negazione della paura di morire

Valutare il grado di negazione di ogni tipo di timore verso la morte. La negazione di pensieri sulla morte e la resistenza a parlarne devono essere valutate relativamente alla pericolosità della malattia. La non disponibilità del paziente ad associare la sua malattia alla possibilità di morire deve essere considerata una forma di negazione in base alla effettiva serietà della malattia. Verbalizzazioni di disinteresse, indifferenza o fatalismo sono indicativi di negazione.

- Punteggio = 0   Ammissione di paura di morire, in quanto preoccupazioni riguardo il pericolo dell'imminenza della morte.
- Punteggio = 3   Minimizzazione della paura di morire, espressioni di evitamento di tale pensiero. "Quel che sarà sarà". Ricorso a rassicurazioni religiose. "Sarà quel che Dio vorrà".
- Punteggio = 6   Negazione di qualsiasi timore della morte. Affermazioni riguardanti l'essere pronti a morire. Il paziente ne razionalizza l'inevitabilità.

Progetti irrealistici

Valutare l'incongruenza tra la fiducia espressa dal paziente e i progetti per il futuro da una parte e le reali limitazioni e incertezze imposte dalla malattia dall'altra. Senza considerare la cronicità, il probabile ripetersi di seri episodi o la natura progressiva della malattia, il paziente esprime aspettative irrealistiche di recupero e di attività. Può verbalizzare la fiducia nella sua capacità di recuperare il suo stile di vita originario per quanto riguarda il lavoro, le responsabilità, la cura di sé, le abilità fisiche ecc. L'assegnazione dei punteggi perciò si basa sulla valutazione del grado di incongruenza tra i pensieri del paziente riguardo il futuro e la realtà della sua malattia.

- Punteggio = 0   Il paziente parla del suo futuro in termini realistici, con piena consapevolezza dei limiti dovuti alla malattia. Il paziente conosce i limiti del recupero e la relativa influenza negativa del decorso futuro della malattia.
- Punteggio = 3   Il paziente è consapevole in qualche misura del decorso incerto della malattia, ma ancora esprime ottimismo e pensa irrealisticamente al suo futuro. Il paziente può esprimere aspettative di recupero o minimizzare le incertezze oppure enfatizzare gli aspetti positivi del-

la sua condizione di salute. Può ammettere la serietà della sua malattia e tuttavia continuare a fare programmi per ritornare allo stile di vita e alle attività precedenti, senza tener conto delle sue capacità o della progressiva natura della sua malattia.

- Punteggio = 6   I discorsi e i progetti del paziente riguardo al futuro sono chiaramente irrealistici in quanto non coerenti con le limitazioni ed il decorso futuro della malattia. Il pensiero del paziente riflette aspettative di totale recupero e di buona salute nel prossimo futuro.

Negazione della vulnerabilità

Valutare segni di irrealistica fiducia in sé e di eccessiva indipendenza da parte del paziente. Egli può ammettere o meno timori ed essere fatalista.

- Punteggio = 0   Il paziente è consapevole dell'entità del pericolo e non dà segni di irrealistica fiducia in sé e di eccessiva indipendenza nel fronteggiare la situazione. Può ammettere o meno timori ed essere fatalista.
- Punteggio = 3   Il paziente può ammettere o meno l'entità del pericolo, ma esprime fiducia in sé nel gestire la malattia. Esprime forti sentimenti di autoefficacia nell'affrontare e superare i deficit e nella sua capacità di recupero.
- Punteggio = 6   Il paziente è cosciente dei pericoli, ma nega timori o ansia. Esprime fiducia nella sua capacità di superare il pericolo e di recuperare la salute. Può anche nutrire un senso di fiducia nella sua capacità nel gestire i deficit, anche perché non interferiranno con la sua qualità di vita. Il carattere irrealistico del senso di autoefficacia deve essere evidente.

Ottimismo irrealistico ed allegria

Valutare l'incongruenza tra l'ottimismo e l'umore allegro del paziente con la realtà della sua malattia. Il paziente può non avere programmi per il futuro, ma esprime un generale ottimismo. Può esprimere fiducia nei medici e nella religione per giungere a un completo recupero della buona salute. Il paziente può non aver voglia di parlare degli aspetti pericolosi, limitanti e/o progressivi della sua malattia. Un atteggiamento allegro può essere manifesto nella condotta del paziente e nel tono delle risposte. Il paziente può essere fatalista, ma illusoriamente ottimista e allegro. Cerca di essere razionale e non emotivo.

- Punteggio = 0   Lo stato emotivo del paziente è adeguato e orientato alla realtà. Non è apertamente allegro né ottimistico. Può ammettere un occasionale senso di disperazione e di ansia. È consapevole del pericolo e dell'imprevedibilità del futuro.
- Punteggio = 3   Il paziente è inadeguatamente allegro e ottimista. Può esprimere eccessiva fiducia o convinzione nei dottori, nella religione, ecc.
- Punteggio = 6   Il paziente è irrealisticamente allegro e non si preoccupa della sua malattia. È assolutamente convinto che il futuro sarà buono. Può credere religiosamente in una vita paradisiaca dopo la morte. Nega senso di disperazione o di infelicità.

Evidenti segni di tensione

Valutare segni di tensione o nervosismo nel paziente. Questi segni possono essere evidenti nell'attività fisica e motoria. Espressioni di irrequietezza, tic o movimenti facciali, così come esitazioni e urgenza nel parlare oppure risposte estremamente brevi, possono anche essere notate e rientrare nella valutazione. I resoconti del paziente di vissuti soggettivi di tensione possono contribuire al punteggio, ma non come indicatore principale.

- Punteggio = 0 Nessun evidente segno di tensione. Il paziente è ben controllato, l'eloquio è modulato e senza eccessive esitazioni. Nessuna manifestazione fisica o motoria di tensione eccessiva.
- Punteggio = 3 Chiari segni di tensione nel comportamento fisico e motorio. L'eloquio è spesso esitante o indica forti emozioni strettamente controllate. Il paziente dà chiari segni di irrequietezza, come per esempio movimenti delle mani.
- Punteggio = 6 Il paziente è estremamente teso e irrequieto, con una continua attività motoria.

Negazione tramite ricorso all'umorismo

Valutare le risposte del paziente a tutte le domande in funzione del suo tentativo di essere spensierato e di alleviare la percezione della malattia con l'umorismo e lo scherzo. Le risposte possono essere canzonatorie, irrilevanti o insolenti. Il paziente può prendersi gioco degli altri (dottori, infermieri, familiari o altri pazienti) che prendono la malattia troppo seriamente. Il paziente può essere troppo pronto a ridere e a scherzare nel corso dell'intervista. L'umorismo può essere sincero e reale, ma realisticamente inappropriato.

- Punteggio = 0 Nessun segno di tendenza a utilizzare l'umorismo per alleggerire la situazione. Il riso non è frequente o significativo rispetto al bisogno di negare la malattia.
- Punteggio = 3 Il paziente è spensierato e assume un atteggiamento faceto. Non prende la malattia seriamente. Ignora le preoccupazioni dei familiari e dei *caregivers*. L'allegria può essere reale e non deliberata.
- Punteggio = 6 Il paziente spesso fa osservazioni umoristiche. Tende a essere spensierato e allegro. Ride quando risposte appropriate non riflettono tristezza o disperazione.

Distacco, disinteresse o indifferenza verso la malattia

Valutare l'evidente mancanza di interesse e l'indifferenza da parte del paziente riguardo la pericolosità della sua malattia. Nonostante il distacco, può essere collaborativo e può esprimere fiducia nei medici e in chi si prende cura di lui. Può anche essere restio a parlare della malattia. Il paziente può esprimere l'aspettativa di recupero mediante una fiducia nella religione o nei medici.

- Punteggio = 0 Il paziente è pienamente coinvolto emotivamente nel trattamento e nella terapia. Può esprimere interesse per i sintomi, per il dolore e per il decorso della malattia. Può chiedere o meno informazioni, ma è attentamente interessato in ciò che i dottori e le infermiere fanno e dicono.
- Punteggio = 3 Il paziente è relativamente distaccato e non coinvolto nel trattamento. Pensa che lo staff medico e i familiari siano eccessivamente preoccupati. Collabora, ma passivamente e con relativa indifferenza.
- Punteggio = 6 Il paziente mostra completa indifferenza e disinteresse per la sua malattia e per la terapia. È indifferente anche verso le preoccupazioni degli altri, ma collabora passivamente.

Scala clinica di valutazione di anosognosia e negazione del deficit in seguito a danno cerebrale

Subscala di negazione del deficit
(Denial of Disability Scale - DD)
Prigatano GP, Klonoff PS*

Ogni item è costituito da un comportamento osservato dal medico in varie situazioni (esame neurologico, somministrazione di test neuropsicologici, colloquio clinico, ecc.). Segnare se la caratteristica comportamentale è presente (SI) o meno (NO). Se essa è presente assegnare un punteggio da 1 a 10, tenendo presente che: 1-3 =lieve, 4-6 = moderato, 7-10 =grave. Se non è presente assegnare direttamente 0.

	Sì	No	(0-10)
1. Il paziente riferisce spontaneamente di aver notato qualche cambiamento nelle sue capacità, ma ha difficoltà nel definirle esattamente.	☐	☐	☐
2. Il paziente ammette, se interrogato, dei disturbi nelle funzioni cerebrali superiori, ma subito aggiunge che i deficit non hanno alcun impatto significativo sulla sua vita quotidiana.	☐	☐	☐
3. Il paziente mostra una reazione emotiva negativa quando gli viene fatto notare di essere portatore di un deficit più grave di quanto lui ammetta.	☐	☐	☐
4. Il paziente non appare perplesso quando sente i commenti dei parenti o del *caregiver*, ma controbatte tentando di dimostrare che essi sono in errore.	☐	☐	☐
5. Nelle argomentazioni che il paziente tenta di fornire a sostegno del suo punto di vista, vi è una parvenza di logica, ma in realtà mancano dei nessi fondamentali.	☐	☐	☐
6. Il *caregiver* afferma che prima della malattia il paziente era generalmente restio nell'ammettere di avere una qualche difficoltà, e questo atteggiamento non sembra essere sostanzialmente cambiato dopo la malattia.	☐	☐	☐
7. Il *caregiver* afferma che il paziente avanza delle scuse per i suoi fallimenti, nonostante le informazioni fornitegli e il passare del tempo.	☐	☐	☐
8. Il paziente può mostrare delle moderate difficoltà nell'iniziare, pianificare o controllare le proprie prestazioni quando viene sottoposto a test neuropsicologici, pur non essendo gravemente deficitario in queste aree.	☐	☐	☐

---

* Riprodotto da Prigatano GP, Klonoff PS (1998) A clinician's rating scale for evaluating impaired self-awareness and denial of disability after brain injury. Clin Neuropsychol 12:67 [Traduzione di Orfei MD e Spalletta G].

9. Il paziente, quando viene sottoposto a test neuropsicologici, spesso fornisce delle spiegazioni per gli esiti deficitari nelle prove. Tali spiegazioni fanno riferimento per lo più a cause esterne al soggetto. Il paziente fa anche spesso commenti sarcastici o negativi sull'utilità dei test neuropsicologici.   ☐ ☐ ☐

10. Nel corso dell'esame neuropsicologico o della riabilitazione, il paziente tende ad avere una reazione catastrofica quando confrontato direttamente con un fallimento nelle prove.   ☐ ☐ ☐

Punteggio totale _____

Questionario per la consapevolezza di malattia nelle demenze

Questionario per la consapevolezza dei disturbi mnestici

(Memory Insight Questionnaire)

Markovà IS, Berrios GE, Hodges JR*

Il questionario strutturato consta di due versioni parallele, una per il paziente e una per il caregiver. Esso può essere compilato dall'interessato o somministrato dal clinico. Per ogni item (19 in tutto) il soggetto deve cerchiare la lettera (a, b, c oppure d) corrispondente alla frase che meglio risponde alla domanda. Il clinico, successivamente, assegna un punteggio 1 alla risposta a (miglioramento), 2 alla risposta b (nessun cambiamento), 3 alla risposta c (lieve peggioramento) e 4 alla risposta d (grave peggioramento). Quindi, più il punteggio è elevato più indica la percezione di un peggioramento funzionale/mnestico. Analogamente, un punteggio elevato nella versione del caregiver indica un elevato grado di deficit mnestico. Il livello di consapevolezza si ottiene calcolando la differenza tra il punteggio del paziente e del caregiver per ogni item.

1. In confronto a 10 anni fa, la mia memoria è: 1   2   3   4
a. migliore di prima
b. uguale
c. peggiore di prima
d. molto peggiorata

2. In confronto ai membri della mia famiglia, la mia memoria è: 1   2   3   4
a. migliore
b. uguale
c. peggiore
d. decisamente peggiore

3. Riguardo alla mia salute: 1   2   3   4
a. non c'è nulla che non va in me, mi sento decisamente bene
b. non mi sento in alcun modo diverso dalla mia condizione abituale
c. in generale, mi sento diverso, meno sicuro, preoccupato
d. mi sento malato, c'è qualcosa che non va in me

* Riprodotto da Marková IS, Berrios GE, Hodges JR (2004) Insight into memory function. Neurol Psychiatry Brain Res 11:115-126 [traduzione di Orfei MD e Spalletta G].

4. Quando penso al passato
   (per esempio alla mia infanzia, alla scuola, agli amici, ecc.):   1 2 3 4
   a. riesco a ricordare la maggior parte degli eventi in dettaglio,
      più chiaramente che mai
   b. la mia memoria degli eventi è uguale al solito
   c. riesco a ricordare gli eventi principali, ma mi sembra
      che i dettagli non siano molto chiari o vividi
   d. le cose che sono successe in passato sono molto confuse,
      noto che ho dei vuoti riguardanti eventi o persone

5. Quando ripenso agli eventi del passato: 1 2 3 4
   a. ora è più facile rispetto al passato ricordare tutti i dettagli
   b. non mi sembra ci sia alcuna differenza rispetto al passato
   c. ho notato che mi serve uno sforzo maggiore
      per ricordare alcune cose
   d. devo metterci molto più sforzo e impegno
      per ricordare qualsiasi cosa

6. Quando provo a ricordare gli eventi accaduti di recente,
   per esempio ieri: 1 2 3 4
   a. riesco a ricordare la maggior parte delle cose
      molto più chiaramente
   b. la mia memoria delle cose è come al solito
   c. riesco a ricordare le cose principali, ma mi sembra
      che i dettagli non siano molto chiari
   d. noto che la maggior parte delle cose accadute di recente sono
      molto confuse, posso dimenticare completamente alcune cose

7. Ricordare le cose accadute di recente,
   per esempio ieri o la scorsa settimana: 1 2 3 4
   a. è molto più facile di prima
   b. non mi sembra diverso adesso da come è sempre stato
   c. ho notato che faccio uno sforzo moderato
      per ricordare alcune cose
   d. devo metterci maggior sforzo e impegno
      per ricordare alcune cose

8. Riguardo alcuni eventi della mia vita: 1 2 3 4
   a. le cose accadute di recente sono molto più chiare
      nella mia mente di quelle accadute molto tempo fa
   b. gli eventi accaduti molto tempo fa sono chiari
      per me tanto quanto quelli accaduti di recente
   c. gli eventi del passato lontano sono molto più chiari
      nella mia mente di quelli accaduti di recente

9. **Nel ricordare i nomi di persone o luoghi:**   1 2 3 4
   a. non ho nessuna difficoltà
   b. non ho notato alcun cambiamento nel farlo
   c. ho notato qualche difficoltà e/o sono più lento nel farlo
   d. ho notevoli difficoltà

10. **Riguardo al motivo per cui sono qui oggi:**   1 2 3 4
    a. non sono sicuro del perché sono qui
    b. mi ha chiesto di venire il medico/un familiare/gli amici
    c. ho bisogno di aiuto perché sento che c'è qualcosa
       che non va nella mia salute
    d. ho bisogno di aiuto perché penso che potrei avere
       una malattia come la demenza

11. **Quando parlo con le altre persone:**   1 2 3 4
    a. non ho mai difficoltà nell'esprimermi
    b. parlo nello stesso modo di sempre
    c. ho notato qualche difficoltà nell'esprimermi
    d. ho difficoltà nel ricordare le parole che voglio usare

12. **Quando parlo con le altre persone o guardo la TV:**   1 2 3 4
    a. trovo facile capire tutto
    b. capisco e seguo le conversazioni allo stesso modo di sempre
    c. ho notato che mi ci vuole maggior sforzo
       per seguire conversazioni/trame ecc.
    d. ho difficoltà nel capire gran parte di ciò che succede

13. **Riguardo le faccende di casa/il giardinaggio/altre attività:**   1 2 3 4
    a. riesco a fare le cose meglio che mai
    b. faccio le cose bene come sempre
    c. ho notato qualche difficoltà nel fare queste cose
    d. ho grandi difficoltà nel fare le cose che facevo abitualmente

14. **Riguardo alle faccende di casa/il giardinaggio/altre attività:**   1 2 3 4
    a. mi sento più sicuro che mai nel portare avanti le mie attività
    b. mi sento sicuro come al solito nel fare queste cose
    c. non sono così sicuro come prima nel fare queste cose
    d. ho perso molta sicurezza nella mia capacità di fare queste cose

15. **Riguardo alcuni/specifici compiti/lavori:**   1 2 3 4
    a. non ho difficoltà nel pensare al modo in cui fare le cose
    b. risolvo le cose allo stesso modo di sempre
    c. mi sembra che ci voglia maggiore sforzo
       nel pensare a come fare certe cose
    d. ho difficoltà nel compiere la maggior parte delle cose

16. In confronto ad alcuni miei amici, la mia memoria è: 1 2 3 4
a. migliore
b. uguale
c. peggiore
d. decisamente peggiore

17. Quando programmo/organizzo degli eventi,
per esempio un pranzo con altre persone oppure un'uscita ecc.:   1 2 3 4
a. non ho nessuna difficoltà
b. in queste occasioni sono uguale a sempre
c. mi sembra ci voglia maggior sforzo/
non mi sento sicuro in queste cose
d. ho grandi difficoltà nel fare queste cose

18. Quando vedo altre persone, amici/familiari: 1 2 3 4
a. non ho difficoltà nel parlare con loro
b. non mi sento diverso nel parlare con loro rispetto a prima
c. mi sento un po' meno sicuro/a disagio con loro
d. ho difficoltà e tento di evitarli

19. Riguardo alcuni problemi attuali: 1 2 3 4
a. non ho alcun problema al momento
b. in generale, i miei problemi sono quelli di sempre
c. ho qualche difficoltà, ma esse sono normali quando si invecchia
d. i miei problemi hanno a che fare con le mie difficoltà
di memoria e di ragionamento

Punteggio totale _____

Questionari per la consapevolezza di malattia nella schizofrenia e nelle psicosi

Questionario per l'*insight* e l'atteggiamento verso la terapia

(Insight and treatment attitude questionnaire)
*McEvoy JP, Apperson LJ, Appelbaum PS et al.**

L'intervista è somministrata dal clinico. Gli item sono valutati su una scala da 0 a 2, dove 0 rappresenta la totale assenza di insight, 1 un livello parziale di insight e 2 un buon livello di consapevolezza.

	0	1	2
1. Al momento del ricovero in questa struttura ospedaliera, lei aveva problemi mentali (di nervi, di ansia) che erano diversi da quelli della maggior parte delle altre persone? Spiegare	☐	☐	☐
2. Al momento del ricovero, aveva bisogno di venire in ospedale? Spiegare	☐	☐	☐
3. In questo momento, lei ha problemi mentali (di nervi, d'ansia)? Spiegare	☐	☐	☐
4. In questo momento, lei ha bisogno di essere ricoverato in ospedale? Spiegare	☐	☐	☐
5. È possibile che dopo la dimissione lei possa avere di nuovo problemi mentali (di nervi, d'ansia)? Spiegare	☐	☐	☐
6. Dopo la dimissione, pensa di aver bisogno di essere seguito (essere preso in cura) da uno psichiatra (o presso un centro di salute mentale)? Spiegare	☐	☐	☐
7. Al momento del ricovero, lei aveva bisogno di essere curato con delle medicine per il suo problema mentale (di nervi, d'ansia)? Spiegare	☐	☐	☐
8. In questo momento, ritiene di aver bisogno di essere curato con delle medicine per il suo problema mentale (di nervi, d'ansia)? Spiegare	☐	☐	☐
9. Dopo la dimissione, avrà bisogno di prendere delle medicine per il suo problema mentale (di nervi, d'ansia)? Spiegare	☐	☐	☐
10. Assumerà le medicine? Spiegare	☐	☐	☐
11. Le fanno bene le medicine? Spiegare	☐	☐	☐

Punteggio totale _____

* Riprodotto da McEvoy JP, Apperson LJ, Appelbanns PS et al. (1989) Insight in schizophrenia. Its relationship to acute psychopathology. J New Ment Dis 177:43-47, con il permesso di Lippincott, Williams & Wilkins [traduzione di Orfei MD e Spalletta G].

Scala dell'*insight*

(Insight Scale)
*Markovà IS, Roberts KH, Gallagher C et al.**

Il questionario strutturato può essere compilato dal paziente o somministrato dal clinico. Per ogni affermazione il paziente deve dichiarare se è in accordo (SI) o in disaccordo (NO). Gli item 1, 3-6, 8-11, 13-19, 21-22, 24-27 e 30 ottengono punteggio 1 (= insight adeguato) se il soggetto ha dato risposta SI e punteggio 0 se ha risposto NO. Gli item 2, 7, 12, 20, 23, 28 e 29 ottengono punteggio 1 se il soggetto ha risposto NO e punteggio 0 se ha risposto SI. La somma dei punteggi dà luogo a un punteggio totale compreso tra 0 (= totale mancanza di insight) e 30 (= insight completamente adeguato).

	Sì	No
1. Mi sento diverso dal solito	☐	☐
2. Non c'è nulla che non vada in me	☐	☐
3. Sono malato	☐	☐
4. Le persone intorno a me sembrano diverse	☐	☐
5. Non mi sento parte di nulla	☐	☐
6. Ogni cosa sembra disorganizzata	☐	☐
7. La mente non può ammalarsi, solo il corpo può	☐	☐
8. I miei sentimenti verso le altre persone sembrano diversi	☐	☐
9. Mi sento a disagio	☐	☐
10. Ho qualche difficoltà nel pensare	☐	☐
11. Al momento, soffro di problemi di nervi	☐	☐
12. Ogni cosa intorno a me è diversa	☐	☐
13. Sto perdendo contatto con me stesso	☐	☐
14. Trovo difficile essere a mio agio con le persone che conosco	☐	☐
15. Mi sta succedendo qualcosa di strano	☐	☐
16. Voglio sapere perché mi sento in questo modo	☐	☐
17. Non sembro capace di funzionare normalmente	☐	☐
18. La malattia mentale può verificarsi in alcune persone	☐	☐
19. Non sembro avere molto controllo sui miei pensieri	☐	☐
20. Non sono malato, sono solo stanco	☐	☐
21. Sento che la mia mente "se ne va per conto suo"	☐	☐
22. Sto perdendo contatto con ciò che mi circonda	☐	☐
23. Ogni cosa ora mi sembra più chiara che mai	☐	☐
24. Sento che stanno succedendo delle cose strane intorno a me	☐	☐
25. So che i miei pensieri sono strani, ma non posso farci nulla	☐	☐
26. Ogni cosa intorno a me sembra diversa	☐	☐
27. Le cose non hanno più un senso	☐	☐
28. Il mio problema principale è la salute fisica	☐	☐
29. Sento che il mio stato attuale è stato causato volontariamente da qualcosa o da qualcuno	☐	☐
30. Penso di aver bisogno di qualche tipo di aiuto	☐	☐

Punteggio totale _____

---

* Riprodotto da Marková IS, Roberts KH, Gallagher C et al. (2003) Assessment of insight in psychosis: a re-standardization of a new scale. Psychiatry Res 119:81-88, ©2003 Elsevier Ireland Ltd, con il permesso di Elsevier [traduzione di Orfei MD e Spalletta G]

Beck Insight Scale

Beck AT, Baruch E, Balter JM et al. *

Il questionario e composto da 15 affermazioni con cui il paziente deve dichiarare il proprio grado d'accordo, seguendo la legenda: 0 = Non sono affatto d'accordo, 1 = sono leggermente d'accordo 2 = sono molto d'accordo, 3 = sono completamente d'accordo. Il questionario può essere compilato direttamente dal paziente o essere somministrato dal clinico. Al termine si calcola un punteggio globale e due sub-indici (self-reflectivness = SR e self-certainty = SC). Questi ultimi due si ottengono sommando i punteggi degli items relativi all'SR (indicati con [1]) e quelli relativi all'SC (indicati con [2]). Infine, si calcola l'indice R-C sottraendo il punteggio SC dal punteggio SR.

	0	1	2	3
1. A volte mi è capitato di fraintendere gli atteggiamenti degli altri nei miei confronti.[1]	☐	☐	☐	☐
2. Il modo in cui interpreto le mie esperienze è sicuramente corretto.[2]	☐	☐	☐	☐
3. Le altre persone capiscono meglio di me i motivi delle cose insolite che mi capitano.[1]	☐	☐	☐	☐
4. Salto troppo velocemente alle conclusioni.[1]	☐	☐	☐	☐
5. Alcune mie esperienze che sembravano decisamente reali potrebbero essere invece dovute alla mia immaginazione.[1]	☐	☐	☐	☐
6. Alcune idee che ero certo fossero vere, si sono rivelate false.[1]	☐	☐	☐	☐
7. Se ho la sensazione che qualcosa è giusto, significa che lo è.[2]	☐	☐	☐	☐
8. Anche se sento fortemente di aver ragione, potrei avere torto.[1]	☐	☐	☐	☐
9. So meglio di chiunque altro quali sono i miei problemi.[2]	☐	☐	☐	☐
10. Quando le persone non sono d'accordo con me in genere hanno torto.[2]	☐	☐	☐	☐
11. Non posso fidarmi dell'opinione degli altri riguardo le mie esperienze.[2]	☐	☐	☐	☐
12. Se qualcuno mette in evidenza che le mie convinzioni sono sbagliate, sono disposto a rifletterci.[1]	☐	☐	☐	☐
13. Posso sempre fidarmi della mia capacità di giudizio.[2]	☐	☐	☐	☐
14. Spesso c'è più di una spiegazione possibile per ciò che le persone fanno.[1]	☐	☐	☐	☐
15. Le cose insolite che mi capitano possono essere dovute al fatto che sono estremamente turbato o stressato.[1]	☐	☐	☐	☐

Punteggio totale _____

* Riprodotto da Beck AT, Baruch E, Balter JM et al. (2004) A new instrument for measuring insight: the beck cognitive insight s
Schizophr Res 68:319-329, ©2004 Elsevier BV, con il permesso di Elsevier [traduzione di Orfei MD e Spalletta G].

Bibliografia

Adair JC, Schwartz RL, Na DL et al (1997) Anosognosia: examining the disconnection hypothesis. J Neurol Neurosurg Psychiatry 63:798-800

Agnew SK, Morris RG (1998) The heterogeneity of anosognosia for memory impairment in Alzheimer's disease: a review of the literature and a proposed model. Aging Ment Health 1:7-19

Aleman A, Agrawal N, Morgan KD et al (2006) Insight in psychosis and neuropsychological function. Br J Psychiatry 189:204-212

Amador XF, Strauss DH, Yale SA et al (1993) Assessment of insight in psychosis. Am J Psychiatry 150:873-879

Amador XF, Flaum M, Andreasen NC et al (1994) Awareness of illness in schizophrenia and schizoaffective and mood disorders. Arch Gen Psych 5:826-836

Antoine C, Antoine P, Guermonprez P et al (2004) Awareness of deficits and anosognosia in AD. Encephale 30:570-577

Anton G (1899) Uber die Selbstwahrnehmung der Herderkrankungen des Gehirns durch den Kranken bei Rindbenbindheit und Rindentaubheit. Archiv Fr Psychiatrie 32:86-127

Appelros P, Karlsson GM, Seiger A (2002) Neglect and anosognosia after first-ever *stroke*: incidence and relationship to disability. J Rehabil Med 34:215-220

Appelros P, Karlsson GM, Seiger A et al (2003a) Prognosis for patients with neglect and anosognosia with special reference to cognitive impairment. J Rehabil Med 35:254-258

Appelros P, Nydevik I, Karlsson GM et al (2003b) Assessing unilateral neglect: shortcomings of standard test methods. Disabil Rehabil 25:473-479

Azouvi P, Samuel C, Louis-Dreyfus A et al (2002) Sensitivity of clinical and behavioral tests of spatial neglect after right hemisphere *stroke*. J Neurol Neurosurg Psychiatry 73:160-166

Azouvi P, Olivier S, de Montety G et al (2003) Behavioral assessment of unilateral neglect: study of the psychometric properties of the Catherine Bergego Scale. Arch Phys Med Rehabil 84:51-57

Babinski J (1914) Contribution à l'étude des troubles mentaux dans l'hémiplégie organique cérébrale. Rev Neurol 27:845-847

Bach LJ, David AS (2006) Self-awareness after acquired and traumatic brain injury. Neuropsychol Rehabil 16:397-414

Baier M, Murray R, McSweeney M (1998) Conceptualization and measurement of insight. Arch Psychiatr Nurs 12:32-40

Baier B, Karnath HO (2005) Incidence and diagnosis of anosognosia for hemiparesis revisited. J Neurol Neurosurg Psychiatry 76:358-361

Barrett AM, Eslinger PJ, Ballentine NH et al (2005) Unawareness of cognitive deficit (cognitive anosognosia) in probable AD and control subjects. Neurology 64:693-699

Baum CM, Edwards D (2001) Activity card sort: test kit. Washington University at St Louis, St Louis

Beck AT, Baruch E, Balter JM et al (2004) A new instrument for measuring insight: the Beck Cognitive Insight Scale. Schizophr Res 68:319-329

Berti A, Bottini G, Gandola M et al (2005) Shared cortical anatomy for motor awareness and motor control. Science 309:488-491

Birchwood M, Smith J, Drury V et al (1994) A self report scale for psychosis: reliability, validity and sensitivity to change. Acta Psychiatr Scand 89:62-67

Bisiach E, Vallar G, Perani D et al (1986) Unawareness of disease following lesions of the right hemisphere: anosognosia for hemiplegia and anosognosia for hemianopia. Neuropsychologia 24:471-482

Bisiach E, Rusconi ML, Vallar G (1991) Remission of somatophrenic delusions through vestibular stimulation. Neuropsychologia 29:1029-1031

Borgaro SR, Prigatano GP (2002) Early cognitive and affective sequelae ot traumatic brain injury: a study using the BNI Screen for higher cerebral functions. J Head Trauma Rehabil 17:526-534

Borgaro S, Prigatano GP (2003) Modification of the Patient Competency Rating Scale for use on an acute neurorehabilitation unit: the PCRS-NR. Brain Inj 17:847-853

Borgaro S, Prigatano GP, Kwasanica C et al (2004) Disturbances in affective communication following brain injury. Brain Inj 18:33-39

Borod JC (2000) The neuropsychology of emotion. Oxford University Press

Burdick KE, Endick CJ, Goldberg JF (2005) Assessing cognitive deficits in bipolar disorder: are self-reports valid? Psychiatry Res 136:43-50

Buxbaum LJ, Ferraro MK, Veramonti T et al (2004) Hemispatial neglect: subtypes, neuroanatomy, and disability. Neurology 62:749-756

Caltagirone C, Miceli G, Gainotti G (1977) Distinctive features of unilateral spatial agnosia in right and left brain-damaged patients. Eur Neurol 16:121-126

Cappa S, Sterzi R, Vallar S et al (1987) Remission of hemineglect and anosognosia during vestibular stimulation. Neuropsychologia 25:775-782

Carmichael G (2005) No neglect for anosognosia. Lancet Neurol 4:526-527

Carpenter K, Berti A, Oxbury S et al (1995) Awareness of and memory for arm weakness during intracarotid sodium amytal testing. Brain 118:243-251

Cooke MA, Peters ER, Kuipers E et al (2005) Disease, deficit or denial? Models of poor insight in psychosis. Acta Psychiatr Scand 112:4-17

Cosentino S, Stern Y (2005) Metacognitive theory and assessment in dementia: do we recognise our areas of weakness? J Int Neuropsychol Soc 11:910-919

Coslett BH (2005) Anosognosia and body representations forty years later. Cortex 41:263-270

Cuesta MJ, Peralta V, Zarzuela A et al (2006) Insight dimensions and cognitive function in psychosis: a longitudinal study. BMC Psychiatry 31:6-26

Cuesta MJ, Peralta V (1994) Lack of insight in schizophrenia. Schizophr Bull 20:359-366

Cutting J (1978) Study of anosognosia. J Neurol Neurosurg Psychiatry 412:548-555

Dalla Barba G, Parlato V, Iavarone A et al (1995) Anosognosia, intrusions and "frontal" functions in Alzheimer's disease and depression. Neuropsychologia 33:247-259

Dauriac-Le Masson V, Mailhan L, Louis-Dreyfus A et al (2002) Double dissociation between unilateral neglect and anosognosia. Rev Neurol 158:427-430

David AS (1990) Insight and psychosis. Br J Psychiatry 156:798-808

David A, van Os J, Jones P et al (1995) Insight and psychiatric illness. Cross-sectional and longitudinal associations. Br J Psychiatry 167:621-628

Davidson RJ, Irwin W (1999) The functional neuroanatomy of emotion and affective style. Trends Cogn Sci 3:11-21

Davies M, Davies AA, Coltheart M (2005) Anosognosia and the two-factor theory of delusions. Mind and Language 20:209-236

Dell'Osso L, Pini S, Tundo A et al (2000) Clinical characteristics of mania, mixed mania and bipolar depression with psycotic features. Compr Psychiatry 41:242-247

Donohue A, Harrington C (2001) La belle indifference: medical myth or useful marker of psychiatric disease. Med Health 84:207-209

Eslinger PJ, Dennis K, Moore P et al (2005) Metacognitive deficits in frontotemporal dementia. J Neurol Neurosurg Psichiatry 76:1630-1635

Evyapan D, Kumral E (1999) Pontine anosognosia for hemiplegia. Neurology 53:647-649

Farnè A, Buxbaum LJ, Ferraro M et al (2004) Patterns of spontaneous recovery of neglect and associated disorders in acute right-brain damaged patients. J Neurol Neurosurg Psychiatry 75:1401-1410

Farrer C, Frith CD (2002) Experiencing oneself vs another person as being the cause of an action: the neural correlates of the experience of agency. Neuroimage 15:596-603

Farrer C, Franck N, Georgieff N et al (2003) Modulating the experience of agency: a positron emission tomography study. Neuroimage 18:324-333

Feinberg TE, Roane DM, Ali J (2000) Illusory limb movements in anosognosia for hemiplegia. J Neurol Neurosurg Psychiatry 68:511-513

Flashman LA, McAllister TW, Johnson SC et al (2001) Specific frontal lobe suregions correlated with unawareness of illness in schizofrenia: a preliminary study. J Neuropsychiatry Clin neurosci 13:255-257

Fleming JM, Strong J, Ashton R (1996) Self-awareness of deficits in adults with traumatic brain-injury: how best to measure? Brain Inj 10:1-15

Fleming JM, Strong J, Ashton R (1998) Cluster analysis of self-awareness levels in adults with traumatic brain injury and relationship to outcome. J Head Trauma Rehabil 13:39-51

Folks DG, Freeman AM 3rd, Sokol RS et al (1988) Denial: predictor of outcome following coronary by-pass surgery. Int J Psychiatry Med 18:57-66

Fowers BJ (1992) The Cardiac Denial of Impact Scale: a brief, self-report research measure. J Psychosom Res 36:469-475

Friedlander WJ (1964) Body percept, handedness and anosognosia. Cortex 1:198-205

Frith CD, Blakemore SJ, Wolpert DM (2000) Abnormalities in the awareness and control of action. Philos Trans R Soc Lond B Biol Sci 29; 355:1771-1788

Fyhn M, Molden S, Witter MP et al (2004) Spatial representation in the enthorinal cortex. Science 305:1258-1264

Gainotti G (1972) Emotional behavior and hemispheric side of the lesion. Cortex 8:41-55

Gainotti G (1975) Confabulation of denial in senile dementia. An experimental study. Psychiatr Clin 8:99-108

Gainotti G (1976) Disorders of the emotional behaviour during cerebral lesions. Schweiz Arch Neurol Neurochir Psychiatr 118:215-229

Gainotti G (1997) Emotional disorders in relation to unilateral brain damage. In: Feinberg TE, Farah MJ (eds) Behavioral neurology and neuropsychology. McGraw Hill, New York, pp 369-390

Gainotti G, Azzoni A, Lanzillotta M et al (1995) Some preliminary findings concerning a new scale for the assessment of depression and related symptoms in stroke patients. Ital J Neurol Sci 16:439-451

Geschwind N (1965) Disconnection syndromes in animals and man. Brain 88:237-294

Giacino JT, Cicerone KD (1998) Varieties of deficit unawareness after brain injury. J Head Trauma Rehabil 13:1-15

Gialanella B, Monguzzi V, Santoro R et al (2005) Functional recovery after hemiplegia in patients with neglect: the rehabilitative role of anosognosia. Stroke 36:2687-2690

Gil R, Arroyo-Anllo EM, Ingrand P et al (2001) Self-consciousness and Alzheimer's disease. Acta Neurol Scand 104:296-300

Gilmore RL, Heilman KM, Schmidt RP et al (1992) Anosognosia during WADA test. Neurology 42:925-927

Godfrey HP, Partridge FM, Knight RG et al (1993) Course of insight disorder and emotional dysfunction following closed head injury: a controlled cross sectional follow-up study. J Clin Exp Neuropsychol 15:503-515

Godfrey HP, Harnett MA, Knight RG et al (2003) Assessing distress in caregivers of people with a traumatic brain injury (TBI): a psychometric study of the Head Injury Behavior Scale. Brain Injury 17:427-435

Goldbeck R (1997) Denial in physical illness. J Psychosom Res 43:575-593

Gould R, Miller BL, Goldberg MA et al (1986) The validity of hysterical signs and symptoms. J Nerv Ment Dis 174:593-597

Greenfeld D, Strauss JS, Bowers MB et al (1989) Insight and interpretation of illness in recovery from psychosis. Schizophr Bull 15:245-252

Happe F, Brownell H, Winner E (1999) Acquired "theory of mind" impairments following *stroke*. Cognition 70:211-240

Hartman-Maeir A, Soroker N, Katz N (2001) Anosognosia for hemiplegia in *stroke* rehabilitation. Neurorehabil Neurol Repair 15:213-222

Hartman-Maeir A, Soroker N, Oman SD et al (2003) Awareness of disabilities in *stroke* rehabilitation-a clinical trial. Disabil Rehabil 25:35-44

Hasson-Ohayon I, Kravetz S, Roe D et al (2006) Insight into psychosis and quality of life. Compreh Psychiatry 47:265-269

Havet-Thomassin V, Gardey AM, Aubin G et al (2004) Several factors to distinguish anosognosia from denial after a brain injury. Encephale 30:171-181

Heilman KM (1991) Anosognosia: possibile neuropsychological mechanisms. In: Prigatano GP, Schacter DL (eds) Awareness of deficits after brain injury. Oxford University Press, New York, pp 53-62

Heilman KM, Valenstein E (1979) Mechanisms underlying hemispatial neglect. Ann Neurol 5:166-170

Heilman KM, Barrett AM, Adair JC (1998) Possible mechanisms of anosognosia: a defect in self-awareness. Philos Trans R Soc Lond B Biol Soc 29, 353:1903-1909

House A, Hodges J (1988) Persistent denial of handicap after infarction of the right basal ganglia: a case study. J Neurol Neurosurg Psychiatry 51:112-115

Jacobsen BS, Lowery BJ (1992) Further analysis of the psychometric properties of the Levine Denial Insight Scale. Psychosom Med 54:372-381

Jaspers K (1963) General Psychopatology (original edition 1913), transl. by J Hoenig and MW Hamilton. Manchester University Press, Manchester

Jehkonen M, Ahonen JP, Dastidar P et al (2000) Unawareness of deficits after right hemisphere *stroke*: double dissociations of anosognosia. Acta Neurol Scand 102:378-384

Jehkonen M, Laihosalo M, Kettunen J (2006) Anosognosia after *stroke*: assessment, occurrence, subtypes and impact on functional outcome reviewed. Acta Neurol Scand 114:293-306

Johnson SC, Baxter LC, Wilder LS et al (2002) Neural correlates of self-reflection. Brain 125(Pt8):1808-1814

Jorge R, Robinson RG (2002) Mood disorders following traumatic brain injury. Neurorehabilitation 17:311-324

Karnath HO, Baier B, Nagele T (2005) Awareness of the functioning of one's own limbs mediated by the insular cortex? J Neurosci 25:7134-7138

Karussis D, Leker RR, Abramsky O (2000) Cognitive dysfunction following thalamic *stroke*: a study of 16 cases and review of the literature. J Neurol Sci 172:25-29

Kashiwa Y, Kitabayashi Y, Narumoto J et al (2005) Anosognosia in Alzheimer's disease: association with patient characteristics, psychiatric symptoms and cognitive deficits. Psychiatry Clin Neurosci 59:697-704

Kortte KB, Wegener ST (2004) Denial of illness in medical rehabilitation populations: theory, research and definition. Rehabil Psychol 49:187-199

Kortte KB, Wegener ST, Chwalisz K (2003) Anosognosia and denial: their relationship to coping and depression in acquired brain injury. Rehabil Psychol 48:131-136

Kotler-Cope S, Camp CJ (1995) Anosognosia in Alzheimer's disease. Alzh Dis Assoc Disord 9:52-56

Lam CS, McMahon BT, Priddy DA et al (1988) Deficit of awareness and treatment performance among traumatic head injury adults. Brain Inj 2:235-242

Leathem JM, Murphy LJ, Flett RA (1998) Self- and informant-ratings on the patient competency rating scale in patients with traumatic brain injury. J Clin Exp Neuropsychol 20:694-705

Levenson JL, Kay R, Monteferrante J et al (1984) Denial predicts favorable outcome in unstable angina pectoris. Psychosomatic Med 46:25-32

Levine DN, Calvanio R, Rinn WE (1991) The pathogenesis of anosognosia for hemiplegia. Neurology 41:1770-1781

Levine J, Warrenburg S, Kerns R (1987) The role of denial in recovery. Psychosomatic Medicine 49:109-117

Lopez OL, Becker JT, Somsak D et al (1993) Awareness of cognitive deficits and anosognosia in probable AD. Eur Neurol 34:277-282

Lu LH, Barrett AM, Cibula JE et al (2000) Dissociation of anosognosia and phantom movement during the Wada test. J Neurol Neurosurg Psychiatry 69:820-823

Lysaker P, Bell M (1994) Insight and cognitive impairment in schizophrenia. Performance on repeated administrations of the Wisconsin Card Sorting Test. J Nerv Ment Dis 182:656-660

Maeshima S, Dohi N, Funahashi K et al (1997) Rehabilitation of patients with anosognosia for hemiplegia due to intracerebral haemorrhage. Brain Inj 11:691-697

Maguire AM, Ogden JA (2002) MRI brain scan analyses and neuropsychological profiles of nine patients with persisting unilateral neglect. Neuropsychologia 40:879-887

Mangone CA, Hier DB, Gorelick PB et al (1991) Impaired insight in Alzheimer's disease. J Geriatr Psychiatry Neurol 4:189-193

Marcel A, Tegnér R, Nimmo-Smith I (2004) Anosognosia for plegia: specificity, extension, partiality and disunity of bodily unawareness. Cortex 40:19-40

Marková IS, Berrios GE (1992a) The assessment of insight in clinical psychiatry: a new scale. Acta Psychiatr Scand 86:159-164

Marková IS, Berrios GE (1992b) The meaning of insight in clinical psychiatry. Br J Psychiatry 160:850-860

Marková IS, Berrios GE (1995) Insight in clinical psychiatry: a new model. J Nerv Ment Dis 183:743-751

Marková IS, Berrios GE (2001) The "object" of insight assessment: relationship to insight "structure". Psychopathology 34:245-252

Marková IS, Roberts KH, Gallagher C et al (2003) Assessment of insight in psychosis: a re-standardization of a new scale. Psychiatry Res 119:81-88

Marková IS, Berrios GE, Hodges JR (2004) Insight into memory function. Neurol Psychiatry Brain Res 11:115-126

Mathias JL, Coats JL (1999) Emotional and cognitive sequelae to mild traumatic brain injury. J Clin Exp Neuropsychol 21:200-215

McEvoy JP, Apperson LJ, Appelbaum PS et al (1989) Insight in schizophrenia. Its relationship to acute psychopathology. J Nerv Ment Dis 177:43-47

McGlynn SM, Schacter DL (1989) Unawareness of deficits in neuropsychological syndromes. J Clin Exp Neuropsychol 11:143-205

Meador KJ, Loring DW, Feinberg TE et al (2000) Anosognosia and asomatognosia during intracarotid amorbital inactivation. Neurology 55:816-820

Mendez MF, Shapira JS (2005) Loss of insight and functional neuroimaging in frontotemporal dementia. J Neuropsychiatry Clin Neurosci 17:413-416

Michalakeas A, Skoutas C, Charalambous A et al (1994) Insight in schizophrenia and mood disorders and its relation to psychopathology. Acta Psychiatr Scand 90:46-49

Migliorelli R, Teson A, Sabe L et al (1995) Anosognosia in Alzheimer's disease: a study of associated factors. J Neuropsychiatry Clin Neurosci 7:338-344

Nelson LD, Satz P, Mitrushina M et al (1989) Development and validation of the neuropsychology behaviour and affect profile. Psychol Assess 1:266-272

Nimmo-Smith I, Marcel A, Tegnér R (2005) A diagnostic test of unawareness of bilateral motor task abilities in anosognosia for hemiplegia. J Neurol Neurosurg Psychiatry 76:1167-1169

Ott BR, Lafleche G, Whelihan WM et al (1996) Impaired awareness of deficits in Alzheimer's disease. Alzheimer Dis Assoc Disord 10:68-76

Ownsworth T, Clare L, Morris R (2006) An integrated biopsychosocial approach to understanding awareness deficits in Alzheimer's disease and brain injury. Neuropsychol Rehabil 16:415-438

Pedrelli P, McQuaid JR, Granholm E et al (2004) Measuring cognitive insight in middle-aged and older patients with psychotic disorders. Schizopr Res 71:297-305

Peralta V, Cuesta MJ (1998) Lack of insight in mood disorders. J Affect Disord 49:55-58

Pia L, Neppi Modona M, Ricci R et al (2004) The anatomy of anosognosia for hemiplegia: a meta-analysis. Cortex 40:367-377

Pia L, Tamietto M (2006) Unawareness in schizophrenia: neuropsychological and neuroanatomical findings. Psychiatry Clin Neurosci 60:531-537

Pini S, Dell'Osso L, Amador XF et al (2003) Awareness of illness in patients with bipolar I disorder with or without comorbid anxiety disorders. Aust N Z J Psychiatry 37:355-361

Prigatano GP (1992) Personality disturbances associated with traumatic brain injury. J Consult Clin Psychol 60:360-368

Prigatano GP (1999) Disorders of self awareness after brain injury In: Prigatano GP (ed) Principles of neuropsychological rehabilitation. Oxford University Press, Oxford, pp 265-293

Prigatano GP (2005) Disturbances of self awareness and rehabilitation of patients with traumatic brain injury: a 20-year perspective. J Head Trauma Rehabil 20:19-29

Prigatano GP, Klonoff PS (1998) A clinician's rating scale for evaluating impaired self-awareness and denial of disability after brain injury. Clin Neuropsychol 12:56-67

Prigatano GP, Fordyce D, Zeiner H et al (1986) Neuropsychological rehabilitation after brain injury. John Hopkins University Press

Prigatano GP, Schacter DL (eds) (1991) Awareness of deficit after brain injury: clinical and theoretical issues. Oxford University Press

Prigatano GP, Borgaro S, Baker J et al (2005) Awareness and distress after traumatic brain injury: a relative's perspective. J Head Trauma Rehabil 20:359-367

Pyck A (1898) Beitrage zur Pathologie und Pathologische Anatomie des Centralnervensystems mit Bemerkungen zur normalen Anatomie desselben. Karger, Berlin, pp 168-185

Ramachandran VS (1994) Phantom limbs, neglect syndromes, repressed memories and Freudian psychology. Int Rev Neurobiol 37:291-333

Ramachandran VS (1995) Anosognosia in parietal lobe sindrome. Conscious Cogn 4:22-51

Ramachandran VS (1996) The evolutionary biology of self-deception, laughter, dreaming and depression: some clues for anosognosia. Med Hypotheses 47:347-362

Ramachandran VS, Rogers-Ramachandran D (1996) Denial of disabilities. Nature 382:501-

Rice DG, Greenfield NS (1969) Psychophysiological correlates of la belle indifference. Arch Gen Psychiatry 20:239-245

Rizzolatti G, Fadiga L, Gallese V et al (1996) Premotor cortex and the recognition of motor actions. Brain Res Cogn Brain Res 3:131-141

Rizzolatti G, Luppino G, Matelli M (1998) The organization of the cortical motor system: new concepts. Electroencephalogr Clin Neurophysiol 106:283-296

Robinson RG (2003) Poststroke depression: prevalence, diagnosis, treatment and disease progression. Biol Psychiatry 54:376-387

Rode G, Charles N, Perenin M et al (1992) Partial remission of anosognosia for hemiplegia and somatopaphrenia through vestibular stimulation in a case of unilateral neglect. Cortex 28:203-208

Rode G, Perenin MT, Honoré J et al (1998) Improvement of the motor deficit of neglect patients through vestibular stimulation: evidence for a motor neglect component. Cortex 34:253-261

Rüsch N, Corrigan PW (2002) Motivational interviewing to improve insight and treatment adherence in schizophrenia. Psychiatr Rehabil J 26:23-32

Sackeim HA, Greenberg MS, Weiman AL et al (1982) Hemispheric asymmetry in the expression of positive and negative emotions. Neurologic evidence. Arch Neurol 39:210-218

Samsonovich AV, Nadel L (2005) Fundamental principles and mechanism of the conscious self. Cortex 41:669-689

Schacter DL (1990) Toward a cognitive neuropsychology of awareness: implicit knowledge and anosognosia. J Clin Exp Neuropsychol 12:155-178

Shad MU, Muddasani S, Keshavan MS (2006) Prefrontal subregions and dimensions of insight in first-episode schizophrenia - a pilot study. Psychiatry Res 146:35-42

Sherer M, Bergloff P, Boake C et al (1998) The Awareness Questionnaire: factor structure and internal consistency. Brain Inj 12:63-68

Sherer M, Hart T, Nick TG (2003) Measurement of impaired self-awareness after traumatic brain injury: a comparison of the patient. Competency Rating Scale and the Awareness Questionnaire. Brain Inj 17:25-37

Spalletta G, Pasini A, Costa A et al (2001) Alexithymic features in *stroke*: effects of laterality and gender. Psychosom Med 63:944-950

Spalletta G, Ripa A, Bria P et al (2006) Response of emotional unawareness after *stroke* to antidepressant treatment. Am J Geriatric Psychiatry 14:220-227

Spitznagel MB, Tremont G (2005) Cognitive reserve and anosognosia in questionable and mild dementia. Arch Clin Neuropsychol 20:505-515

Starkstein SE, Fedoroff JP, Price TR et al (1992) Anosognosia in patients with cerebrovascular lesions: a study of causative factors. *Stroke* 23:1446-1453

Starkstein SE, Jorge R, Mizrahi R et al (2006) A diagnostic formulation for anosognosia in Alzheimer's disease. J Neurol Neurosurg Psychiatry 77:719-725

Stoll AL, Renshaw PF, Yurgelun-Todd DA et al (2000) Neuroimaging in bipolar disorder: what have we learned? Biol Psychiatry 48:505-517

Stone SP, Halligan PW, Greenwood RJ (1993) The incidence of neglect and related disorders in patients with an acute right or left hemisphere *stroke*. Age Ageing 22:46-52

Sturman ED, Sproule BA (2003) Toward the development of a Mood Disorders Insight Scale: modification of Birchwood's Psychosis Insight Scale. J Affec Disord 77:21-30

Trouillet R, Gely-Nargeot MC, Derouesne C (2003) Unawareness of deficits in Alzheimer's disease: a multidimensional approach. Psychol Neuropsychiatr Vieil 1:99-110

Turnbull OH, Evans CE, Owen V (2005) Negative emotions and anosognosia. Cortex 41:67-75

Vallar G, Bottini G, Sterzi R (2003) Anosognosia for left-sided motor and sensory deficits, motor neglect and sensory hemiinattention: is there a relationship? Prog Brain Res 142:289-301

Venneri A, Shanks MF (2004) Belief and awareness: reflections on a case of persistent anosognosia. Neuropsychologia 42:230-238

Vogel A, Hasselback SG, Gade A et al (2005) Cognitive and functional neuroimaging correlates for anosognosia in mild cognitive impairment and Alzheimer's disease. Int J Psychiatry 20:238-246

Vuillemier P (2004) Anosognosia: the neurology of beliefs and uncertainties. Cortex 40:9-17

Weinstein EA, Kahn RL (1955) Denial of illness. Symbolic and physiological aspects. Springfield IL: Charles C. Thomas

Wolpert DM, Ghahramani Z, Jordan MI (1995) An internal model for sensorimotor integration. Science 269:1880-1882

Wolpert DM, Ghahrami Z, Flanagan JR (2001) Perspectives and problems in motor learning. Trends Cogn Sci 5:487-494

Yen CF, Chen CS, Yeh ML et al (2004) Correlates of insight among patients with bipolar I disorder in remission. J Affect Disord 78:57-60

Yen CF, Chen CC, Lee Y et al (2005) Insight and correlates among outpatients with depressive disorders. Compr Psychiatry 46:384-389

Finito di stampare nel mese di maggio 2007

Printed in the United States
By Bookmasters